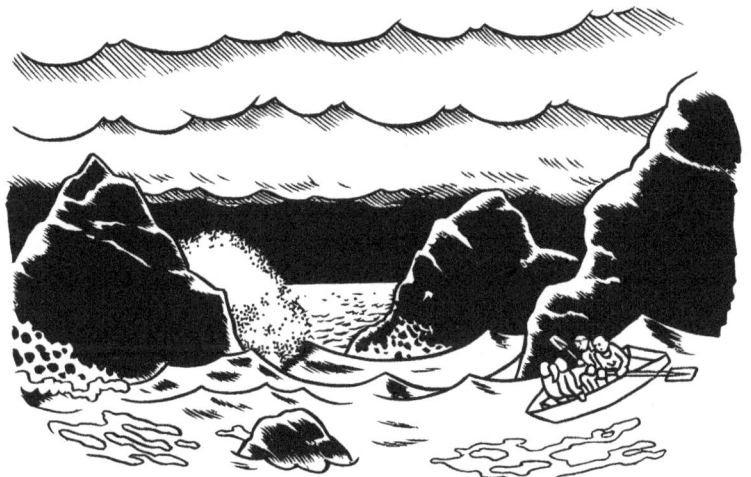

Sobrevivir al FBT

Manual de habilidades para padres
que realizan un tratamiento basado
en la familia (FBT) para la anorexia
nerviosa en niñas y adolescentes

MARIA GANCI

Traducido por Edurne Losa

Publicado en Australia por
LMD Publishing
Melbourne, Australia

Primera edición en Australia 2022
Copyright © Maria Ganci 2022
Diseño de la portada: Sophie White

Inscripción en el catálogo de publicaciones de la National Library of Australia

Ganci Maria, author

SURVIVE FBT: A Skills Manual for Parents undertaking Family Based Treatment (FBT) for Child & Adoleslcent Anorexia Nervosa.

Julie Postance, Editor

ISBN 978-0-9944746-7-4 (paperback)

Temas: Desórdenes alimentarios – Trastornos alimenticios – Tratamiento – Anorexia Nerviosa – Anorexia en niños – Pacientes – Relaciones familiares – Anorexia en adolescentes – Relaciones familia y pacientes

Numero Dewey: 616.8526

Disegno di copertina, composizione tipografica: Sophie White

Stampato da Kindle Direct Publishing

Advertencia: Todo el cuidado ha sido puesto en la preparación de la información aquí expuesta, pero ni el editor ni el autor pueden aceptar ninguna responsabilidad por daños resultados de una mala interpretación de este trabajo. Todos los detalles de contacto estaban actualizados en el momento de la publicación, pero están sujetos a cambios.

Los consejos dados en este libro están basados en la experiencia de los individuos. Se espera que los individuos que siguen un tratatamiento FBT consulten con los profesionales que les siguen en caso de problemas concretos. El autor y el editor no serán responsables de las pérdidas o daños causados directa o indirectamente por la información recogida en este libro.

Este libro es una guía apropiada tanto para adolescentes masculinos o femeninos con anorexia. Para una facilidad de lectura, el género femenino será utilizado durante el libro, debido al alto porcentaje femenino diagnosticado con anorexia nerviosa.

SOBRE LA AUTORA

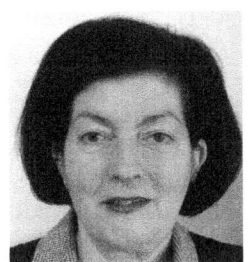

Maria Ganci es una trabajadora social clínica de salud mental y una psicoanalista y psicoterapeuta de niños y adolescentes. El interés de Maria por los trastornos alimenticios empezó en 2005, y en 2007 fue uno de los miembros fundadores del Programa Especial de Trastornos Alimenticios del Royal Children's Hospital, en Melbourne (Australia). Desde entonces se ha centrado principalmente en ofrecer Tratamiento Basado en la Familia (FBT por sus siglas en inglés) y Tratamiento Centrado en el Adolescente (AFT por sus siglas en inglés). Su compromiso con las familias le llevó a completar un diploma en Nutrición en la Deakin University.

Mientras trabajaba en el programa especial de trastornos alimenticios, Maria Ganci llegó a ser la terapeuta FBT leader en un estudio de control que comparaba la eficacia de dos tratamientos para adolescente con Anorexia Nerviosa —Terapia Basada en la Familia (FBT) y Terapia Centrada en los Padres (PFT)— bajo la dirección del profesor Daniel LeGrande y la Dr Katharine Lobe, ambos expertos internacionales en el campo de los trastornos alimenticios.

En 2015, Maria Ganci fue aceptada como miembro del cuerpo profesoral del Training Institute for Child & Adolescent Eating Disorders, Chicago (Estados Unidos) y actualmente está acreditada como supervisora FBT, formadora FBT y consultora.

La dedicación de Maria al campo de los trastornos alimenticios en la adolescencia le llevó a darse cuenta de que tanto los padres como los adolescentes necesitan más apoyo y educación para poder recuperarse completamente. Esto le llevó a desarrollar un grupo de Educación y Habilidades para Padres basado en los conceptos que aparecen en este libro. Maria también era consciente del apoyo y formación limitado que se ofrecía a los adolescentes para permitirles acceder a sus propios recursos; así que centró su atención en proveer una mayor inclusión y sostén a los adolescentes.

«Sobrevivir al FBT» ha sido traducido al sueco, noruego, italiano, alemán, japonés y, ahora por fin, al español.

Maria también es la co-autora de «*Unpack your Eating Disorder*» and «*Letting Go of Ed – Embracing Me*», libros especialmente dedicados al apoyo y la formación de jóvenes.

Para más información visita su página web **www.mariaganci.com** y **www.apttherapeuticsolutions.com**

Por favor, no copies o distribuyas este material sin contactar a la autora. Última actualización: Julio 2015.

DEDICATORIA

*Este libro está dedicado a todas las familias que
están viviendo el difícil viaje hacia la recuperación.
Espero que este libro os aporte el conocimiento, la fuerza
y el valor para completar vuestro camino.*

RECONOCIMIENTOS

A lo largo de los años de tratamientos e investigación sobre la Anorexia Nerviosa, muchos padres me han pedido más información para poder entender el poder que la anorexia ejercía sobre sus hijos, pero también para saber cómo ayudar a sus hijos enfermos con la recuperación.

Este manual nació de esas preguntas y ha sido escrito especialmente para padres que están siguiendo un Tratamiento Basado en la Familia (FBT) para la Anorexia Nerviosa de su hijo/a adolescente. Se basa en el conocimiento adquirido durante años de experiencia práctica e investigación sobre el éxito de los tratamientos, incluyendo lo que los padres pueden hacer, y deben hacer, para contribuir a la recuperación de sus hijos.

Agradezco sinceramente a las ciento de familias a las que he guiado a través del FBT, sin la experiencia de la cuales este manual no habría sido posible. Son ellos quienes trabajaron conmigo y me permitieron aprender de ellos, ya que compartí penas y éxitos con esas familias. Siempre os estaré agradecida a todos vosotros. Agradezco particularmente a las familias que han contribuido con sus consejos y reflexiones a este manual.

De la misma forma que tratar la Anorexia Nerviosa requiere un enfoque de equipo para apoyar a la familia, un terapeuta también requiere el apoyo de sus colegas y organizaciones. Como no podría ser de otra forma, agradezco a mis compañeros del Royal Children's Hospital por su apoyo continuado. También agradezco todas las oportunidades que me ha ofrecido la organización para ampliar mis conocimientos. Mis más sinceras gracias al profesor Daniel LeGrande y la doctora Katharine Lobe por su supervisión paciente e incansable que siempre me dirigió a explorar en detalle mi trabajo. Un agradecimiento especial también para la doctora Linsey Atkins con quien inicié y continúo mi viaje FBT, por su apoyo continuo y su inspiración.

Agradecer también a mi editora Julie Postance por sus innumerables consejos, sin los cuales este libro no habría sido posible.

Debe reconocer y expresar mi sincero agradecimiento a la doctora Edurne Losa Mujika, Médico Psiquiatra en Consultas Externas de Trastornos de la Conducta Alimentaria

Hospital Universitario de Galdakao-Usansolo (Bizkaia, España), quien ha generosamente aceptado traducir este libro para ayudar a las diferentes familias a las que trata. Su dedicación e iniciativa es muy apreciada, de la misma forma que, estoy segura, sus pacientes aprecian su experiencia en el ámbito de los trastornos alimenticios en la adolescencia.

Y por último, pero no por ello menos importante, agradecer a mi maravillosa familia, que siempre me ha apoyado en todas las iniciativas que he emprendido.

Siempre hay aspectos que mejorar y, si los padres sienten que este manual puede ser mejorado con su experiencia personal para ayudar a otros padres, por favor no dudéis en enviarme un correo a **mariaganci84@gmail.com** Del mismo modo, también podéis visitar mi página web **www.mariaganci.com**

INTRODUCCIÓN A LA EDICIÓN EN ESPAÑOL

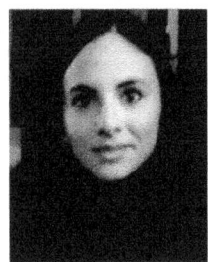

Dra. Edurne Losa Múgica

Médico Psiquiatra en Consultas Externas de Trastornos de la Conducta Alimentaria

Hospital Universitario de Galdakao-Usansolo (Bizkaia, España)

Durante mis primeros años como médico interno residente de psiquiatría, empecé a conocer en mayor profundidad una compleja enfermedad: la anorexia nerviosa. En España, los índices de prevalencia oscilan, según la edad estudiada, entre el 0,2 % y el 0,8 % en la población general y entre el 1 % y el 2 % en los adolescentes, si bien cabe destacar el aumento progresivo en las últimas décadas, llegando a representar la tercera causa de muerte en la población juvenil de los países occidentales.

En mi caso, tuve la suerte de observar cómo trabajaba el Dr. Ángel Padierna Acero, quien me hizo entender la especial importancia del vínculo terapéutico en esta patología, y suscitó en mí la curiosidad por aprender más sobre ella.

Fue por ello por lo que durante mi último año de formación decidí realizar una rotación externa específica en la Unidad de Trastornos de la Conducta Alimentaria del Hospital Universitario Marqués de Valdecilla en Santander (Cantabria) dirigida por el Dr. Andrés Gómez del Barrio, quien logró que mi interés siguiera aumentando gracias a sus enseñanzas. Allí, pude participar en el grupo psicoeducativo dedicado a los familiares de los pacientes que acudían a la Unidad, comprendiendo el enorme valor de este para lograr que esa alianza terapéutica también se formara con los cuidadores.

Además, debido a que esta enfermedad puede llegar a alterar gravemente la vida familiar, los cuidadores a menudo pueden llegar a dudar de sí mismos, sobre todo ante las dificultades que se suelen presentar para ejercer la autoridad sobre la alimentación del menor, experimentando sentimientos de baja autoeficacia y una percepción de sobrecarga en sus experiencias de cuidado, que pueden llegar a ser abrumadoras. Es en dichos momentos cuando más nos toca como profesionales acompañar, apoyar y guiar en el proceso de que adquieran un mayor conocimiento sobre la patología a la que se enfrentan sus seres queridos, otorgándoles más herramientas. Gracias a ello, pude observar una evolución en su participación e implicación en los encuentros grupales, recuperando o mejorando sus habilidades para llevarlo a cabo su papel como cuidadores.

Es por ello que este libro de Maria Ganci me parece de especial utilidad para todos aquellos que, en la confusión inicial tras el diagnóstico o frente a las dudas durante el tratamiento de la anorexia, busquen unas directrices claras y respuestas sencillas a las incertidumbres y preguntas que se plantean al enfrentarse a ella. Con este objetivo la obra ofrece un conjunto de recomendaciones para las que utiliza un lenguaje sencillo, claro y eficaz, con el que logra hacer comprensible para cualquier lector la complejidad de la trama psicológica que subyace al trastorno.

Del mismo modo me parece una lectura muy apropiada para todos aquellos sanitarios o docentes que traten o estén en contacto de un modo u otro con la anorexia nerviosa, aunando fuerzas para combatir la enfermedad y proteger la salud mental infantojuvenil.

Especialmente en esta época de incertidumbre y de cierto cambio de hábitos derivados de la pandemia por coronavirus resulta más evidente lo indispensable de ofrecer herramientas como esta para que el manejo y atención de los pacientes con anorexia pueda integrarse en la vida familiar, **dentro de la mejor y más intensiva atención psicológica y psiquiátrica,** ayudando a conseguir la recuperación más rápida y completa posible.

Por último, me gustaría darles las gracias a todos aquellos que impulsaron mis ganas de seguir aprendiendo y a Maria Ganci por contribuir con este libro a hacer más accesible su indudable conocimiento clínico.

EL VIAJE

Este manual está diseñado para asistir y apoyar a los padres que inician el viaje para recuperar la salud de sus hijos. Para la mayoría de los padres el viaje será como navegar en aguas desconocidas durante una tormenta esperando llegar a un destino lejano. Muchos padres inician su viaje con los mínimos conocimientos de navegación y con muchas dudas sobre si algún día llegaran a su destino.

Se les da un mapa llamado Tratamiento Basado en la Familia (FBT), que es también completamente ajeno a ellos, y con unas directivas que parecen muy extrañas desde el punto de vista de la parentalidad; contradiciendo en ocasiones sus creencias sobre crianza que, antes de tener un hijo enfermo, parecían lógicas, cómodas y funcionaban perfectamente. Se les dice que el viaje será intenso y que tendrán que hacerlo rápido, para poder darle a su hijo la mayor oportunidad para llegar a su destino sano y salvo.

De hecho, el viaje FBT es difícil para la mayor parte de los padres ya que sus hijos no quieren viajar con ellos e intentaran de forma desesperada sabotear sus heroicos esfuerzos.

Los padres necesitarán poner toda su fe en el tratamiento, así como sus propias habilidades para llegar a buen puerto. El viaje es difícil y exigirá todas sus energías y recursos internos. Cuanto mayor sea el compromiso para seguir el mapa FBT sin salirse del camino, mayor será la posibilidad de llegar a destino.

La mayor parte de los padres completan el viaje a pesar de los obstáculos y la tormenta. Cuando llegan al destino, están agradecidos por recuperar al hijo sano que un día tuvieron. Su vida puede por fin volver a la normalidad. Todos los padres dicen que este viaje es lo más difícil que han hecho en su vida.

Solo los padres tienen la determinación y el valor de completar este viaje ya que es el amor y los nexos con sus hijos lo que les da la estamina necesaria para el éxito.

Valor y fuerza para vuestro viaje

ÍNDICE DE CONTENIDOS

¿Qué es la anorexia?

La anorexia nerviosa es un trastorno alimentario que afecta a un gran número de adolescentes, tanto hombres como mujeres. El inicio suele producirse en torno a los 15- 19 años en el caso de las mujeres, y entre los 17-26 años en el de los hombres.* Cifras actuales estiman que aproximadamente 1 de cada 100 chicas adolescentes desarrollará anorexia y la proporción hombres/mujeres es de 1/10. *Se trata de una enfermedad mental con graves complicaciones médicas. Esto la convierte en una enfermedad devastadora, con una de las tasas de mortalidad más altas entre todos los trastornos psiquiátricos. La tasa de mortalidad de la anorexia nerviosa aumenta por cada década que el individuo permanece enfermo.

Anorexia significa «falta de apetito»; sin embargo, esto no puede estar más lejos de la realidad, ya que la pérdida de apetito es inicialmente autoimpuesta y mentalmente impulsada, y los síntomas se intensifican hasta el punto de que la adolescente tiene una capacidad mínima para volver a la alimentación normalizada sin el apoyo de los padres.

Las principales características de la anorexia son una preocupación por la imagen corporal que lleva a un deseo de delgadez junto con un miedo extremo a ganar peso. Esto va acompañado de una preocupación y pensamientos rumiativos sobre la comida, las calorías y el peso. Para muchas adolescentes los síntomas comienzan inicialmente con una preocupación por la «alimentación saludable». Mientras que su enfoque en la salud puede tener inicialmente sentido para sus padres, la preocupación se convierte rápidamente en «insalubre» a medida que reducen sus calorías a niveles insostenibles que no pueden soportar el desarrollo normal y las actividades diarias.

Para mantener un peso corporal bajo, las adolescentes restringen los alimentos; ya sea todos los grupos de alimentos o algunos de ellos. Muchas adolescentes también adoptan conductas de purga que pueden ser vómitos, uso de laxantes, uso de diuréticos y ejercicio. El bajo peso corporal y estas conductas peligrosas son las que conducen a graves complicaciones médicas. A las adolescentes que no han perdido suficiente peso para cumplir los criterios de peso de la anorexia, pero que presentan todos los síntomas de esta, se les suele diagnosticar anorexia atípica. Esto ocurre normalmente cuando se ha perdido una gran cantidad de peso durante un breve período de tiempo.

Las adolescentes que participan en actividades y ocupaciones como la danza, la natación, el ballet y otras actividades que requieren y promueven la forma delgada ideal parecen tener una mayor incidencia de trastornos alimentarios. La anorexia suele presentarse acompañada de otros trastornos psiquiátricos como la depresión, la ansiedad y el trastorno obsesivo-compulsivo.

No sabemos por qué algunas adolescentes desarrollan anorexia nerviosa o un trastorno alimentario, pero sí sabemos que:

EDAD – Las adolescentes más jóvenes tienen una tasa de recuperación mucho mejor que aquellas de mayor edad.[1]

DURACIÓN DE LA ENFERMEDAD – El diagnóstico y el tratamiento tempranos son fundamentales para la recuperación. Las adolescentes con una duración de la anorexia inferior a tres años tienen mejores tasas de recuperación. Cuanto más tiempo sufra anorexia la adolescente, peor será el pronóstico.[1]

AUMENTO DE PESO TEMPRANO – También se ha demostrado que un aumento de peso temprano de aproximadamente 500 g por semana en las primeras cuatro semanas de tratamiento conduce a un mejor resultado.[2]

Recuerda: cuanto más rápido se recupere tu hija, mejor será su pronóstico.

Impacto de la anorexia en el cuerpo de mi hija

La anorexia afecta a la totalidad del cuerpo de tu hija. Las complicaciones médicas son el resultado directo de la pérdida de peso y la desnutrición y pueden tener consecuencias a largo plazo si dicha desnutrición se prolonga.

Atrofia cerebral, dificultad de concentración y toma de decisiones, tristeza, mal humor e irritabilidad.

El cabello se afina, debilita y se cae.

Insuficiencia renal. Piedras en el riñón. Insuficiencia cardiaca, tensión arterial baja.

Frecuencia cardiaca baja o alta, pérdida de musculo cardiaco.

Estreñimiento, dolor, hinchazón y posible deterioro permanente de la función del colon.

Retraso o interrupción del desarrollo sexual y posible retraso irreversible del crecimiento.

Reducción de la tasa metabólica, fatiga y falta de energía.

Problemas hematológicos (anemia) y desequilibrios electrolíticos (disminución de potasio, magnesio y sodio)

Pérdida de masa muscular, debilidad muscular e inflamación de las articulaciones.

Los vómitos pueden provocar deshidratación, inflamación y desgarro del esófago y erosión del esmalte dental.

Piel seca, coloración azulada, fácil aparición de hematomas y retraso en la cicatrización de las heridas, lanugo (crecimiento de vello corporal fino).

Intolerancia al frío, ya que el cuerpo no tiene suficiente energía para calentarse.

Reducción máxima de la masa ósea que provoca osteopenia y riesgo de desarrollar osteoporosis a largo plazo

Niñas/chicas: Disfunción menstrual, pérdida de la regla y posibles problemas de reproducción a largo plazo.

Niños/chicos: Disminución de los niveles de testosterona, cambios en el funcionamiento y el deseo sexual.

Impacto de la anorexia en la familia

Aparte del devastador impacto psicológico y fisiológico en tu hija, la anorexia puede tener un impacto abrumador y angustioso en la familia. La gravedad de la anorexia y la intensidad del tratamiento pueden someter a muchas familias a un enorme estrés.

Lamentablemente, el incumplimiento de las recomendaciones médicas por parte de tu hija dará lugar a muchas batallas entre vosotros, y quizás también a batallas con tu pareja si ambos no estáis de acuerdo en las estrategias de gestión. Los continuos conflictos sobre la comida y el aumento de peso pueden hacer que se comporte de forma exagerada y su comportamiento extremo puede asustarte y angustiarte, ya que nunca has visto a tu hija actuar de esta forma.

Un componente importante del tratamiento, y una tarea importante para las familias, es aprender a separar la enfermedad de quien la padece: tu hija. Los padres tienen que entender que su hija está totalmente impulsada por pensamientos anoréxicos que le harán no cumplir con el tratamiento. Aceptar este hecho hará que te des cuenta de que no es tu hija sino la anorexia la que impulsa su comportamiento. También te ayudará a responder de una manera más compasiva, libre de culpa y menos reactiva a la desobediencia.

Los hermanos menores son extremadamente vulnerables cuando presencian altos niveles de angustia, maltrato y comportamiento de su hermana enferma. Algunos hermanos pueden sentirse resentidos con su hermana o hermano enfermo porque sienten que sus padres no tienen tiempo para ellos, dado que los padres deben dedicar la mayor parte de su tiempo a la realimentación y a la atención de su hija anoréxica.

A pesar de la dedicación de tiempo que conlleva la terapia, es importante intentar mantener la rutina diaria del resto de los hijos para minimizar cualquier resentimiento y, al mismo tiempo, asegurarse de que se les incluye en el tratamiento. La mayoría de los hermanos se preocupan por la salud de la hermana enferma, por lo que es importante que se les proporcione suficiente información sobre la enfermedad y el tratamiento y se les asegure que su hermana estará bien.

Algunos hermanos también se preocupan excesivamente cuando ven a sus padres angustiados y pueden preocuparse por el impacto en la salud de los padres. Es importante ser consciente de estas cuestiones, tranquilizar y hablar con el terapeuta si tienes alguna preocupación en relación al resto de tus hijos. También es importante que te ocupes de tu propio bienestar. Es posible que necesites un tiempo de descanso para ti; en ese caso, pide apoyo a tus familiares y amigos. Recuerda que cuanto más fuerte seas mentalmente, más fuerte serás para luchar por tu hija contra la anorexia.

¿Qué es el tratamiento basado en la familia (FBT)?

El tratamiento basado en la familia (FBT por sus siglas en inglés) es un tratamiento protocolizado para la anorexia nerviosa desarrollado por J. Lock y D. LeGrange. Es un tratamiento basado en la evidencia, lo que significa que ha sido probado y muestra resultados consistentes de su eficacia en estudios científicos. Actualmente se considera que el FBT es el mejor tratamiento para adolescentes menores de 19 años y con una duración de enfermedad de menos de tres años.

La duración del tratamiento puede variar de seis a doce meses. La mayoría de los padres suelen ser capaces de restablecer la salud de su hija durante ese tiempo. Las investigaciones demuestran que no hay diferencia entre una duración del tratamiento de seis y doce meses si se cumple correctamente.[3]

El FBT se divide en tres fases de tratamiento:

Fase 1 - Realimentación y restablecimiento del peso

Durante este tiempo, los padres tienen la responsabilidad de volver a alimentar a su hija, lo que significa que los padres deben tener el control de todas las elecciones de alimentos, la cantidad y la preparación de las comidas. Los padres también tendrán que asegurarse de que su hija no realice ningún tipo de ejercicio o conducta purgativa que suponga un gasto de energía y calorías, por lo que puede ser necesaria una supervisión constante. Estas decisiones se toman con el apoyo y la orientación del terapeuta de FBT. La filosofía en la que se basa el control de los padres es que la adolescente es incapaz de gestionar la alimentación y las opciones alimentarias adecuadas debido a la fuerza de la anorexia que domina y distorsiona su pensamiento respecto a lo que es una alimentación adecuada y saludable. En esta fase del tratamiento es erróneo suponer que tu hija tiene alguna percepción de su enfermedad. La realidad es que tu hija probablemente crea que está bien; posiblemente sea reacia acomprometerse con el tratamiento; y tenga el deseo de permanecer delgada a pesar de tus esfuerzos desesperados por alimentarla.

Fase 2 - Devolver el control de la alimentación a la adolescente

Como resultado de la renutrición se espera que la angustia y los comportamientos anoréxicos de tu hija disminuyan. Es de esperar que tu hija empiece a desarrollar cierta percepción de su enfermedad. En la fase 2, debería comer una gran variedad de alimentos y sentirse más cómoda comiendo. Aunque el pensamiento distorsionado de tu hija no ha desaparecido por completo (y tardará algún tiempo en hacerlo), con un buen aumento de peso muchas adolescentes suelen ser capaces de manejar mejor sus pensamientos anoréxicos. En esta etapa, los padres suelen decir que el estado de ánimo de su hija ha mejorado y que se ha vuelto más sociable. Muchos padres sienten que están viendo más a su hija que a la anorexia. Estos signos de recuperación son individuales para cada niña o adolescente, por lo que el inicio de la fase 2 puede variar con cada familia. Es durante la fase 2, tras los signos adecuados de recuperación, cuando los padres devuelven gradualmente a su hija el control de la alimentación y de las elecciones, de acuerdo con su nivel de desarrollo, al tiempo que le ayudan a gestionar los tiempos de ingestas y reposos.

Fase 3 - Finalización del tratamiento e identificación de los problemas de las adolescentes que pueden necesitar ser tratados

Durante esta fase se supone que la adolescente ha recuperado su peso, es capaz de gestionar una alimentación independiente y vuelve a participar en las actividades normales de la adolescencia. El objetivo principal de esta fase es identificar cualquier problema que impida el desarrollo adecuado de la adolescente. El terapeuta ayudará a elaborar los planes adecuados para abordar estos problemas. Si tu hija padecía problemas de salud mental preexistentes, como ansiedad o TOC, estos deben tratarse después del FBT. El objetivo principal de esta fase es que la familia y la adolescente vuelvan a llevar una vida normal sin trastorno alimentario.

Las principales características del FBT son

- Se considera que los padres son los agentes del cambio; por lo tanto, el tratamiento pretende capacitar a los padres para que se encarguen de restablecer el estado de salud de sus hijas. Se parte de la base de que los padres son el mejor recurso para lograr la recuperación de su hija.

- El FBT adopta una postura agnóstica. El tratamiento no culpa a nadie de causar la enfermedad ni busca ninguna causa subyacente de la anorexia. La postura adoptada en el FBT es que tu hija tiene anorexia, lo cual es una amenaza para su vida, por lo que tu/vosotros y el equipo de tratamiento debéis conseguir que tu hija mejore lo antes posible.

- El FBT externaliza la anorexia. Esto significa que la adolescente no tiene la culpa de la anorexia, sino que la enfermedad se ha apoderado de su mente y se ha vuelto tan poderosa que ya no es capaz de librarse de la enfermedad, por lo que necesita la ayuda de sus padres para recuperarse.

Tu hija tendrá las mejores posibilidades de recuperación si eres capaz de comprometerte y mantener la constancia que requiere el tratamiento. Diluir o modificar el tratamiento no es recomendable y puede repercutir negativamente en el resultado. El FBT es un tratamiento muy intenso ya que te enfrentará continuamente a dos fuerzas principales.

1. **Tu hija no cree que esté mal. Sus pensamientos distorsionados le dicen que es simplemente «genial» estando delgada, por lo que no tienen ninguna motivación para cambiar.**

2. **Tu hija no quiere tu ayuda y puede verte como el enemigo que intenta hacerle engordar.**

El FBT es la receta para que tu hija se sienta bien

NIÑO/A O ADOLESCENTE ENFERMO – LA MEDICINA ES FARMACÉUTICA

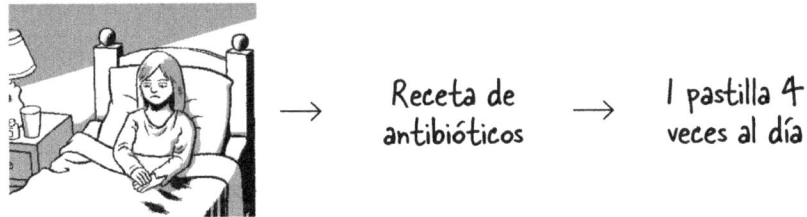

→ Receta de antibióticos → I pastilla 4 veces al día

NIÑO/A O ADOLESCENTE CON ANOREXIA – LA MEDICINA ES LA COMIDA

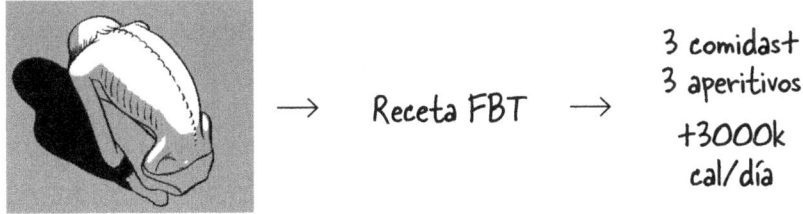

→ Receta FBT → 3 comidas+ 3 aperitivos +3000k cal/día

Separar la enfermedad del niño/a o adolescente

Otro principio básico de la FBT es separar la enfermedad de la persona que es tu hija. El terapeuta te ayudará a reconocer el comportamiento normal de una adolescente y el que está influenciado por los pensamientos anoréxicos. Los comportamientos anoréxicos resultan muy extraños, confusos y angustiosos para muchos padres, ya que están fuera del carácter de su hija, previamente sano. Una vez que los padres son conscientes de que el comportamiento de su hija está impulsado por los pensamientos anoréxicos, les resulta más fácil controlar dichos comportamientos.

Muchas adolescentes odian que los padres y/o el terapeuta hagan la distinción de que es la enfermedad, y no ellos, la que impulsa su comportamiento y pueden responder airadamente con «No es la anorexia, soy yo» o «Esto es lo que quiero hacer yo, no la anorexia».

Una analogía buena y sencilla para ayudar a los padres y a las adolescentes a entender lo que el terapeuta quiere decir cuando separa la enfermedad de la menor es compararla con el hecho de que tu hija desarrolle una infección física. Cuando tu hija se resfría, es infectada por un virus que provoca muchos cambios en su cuerpo. Le sube la temperatura, puede que tenga goteo nasal, dolor de garganta, dolores musculares, etc. También puede perder el apetito, estar cansada y aletargada, desinteresada e incapaz de concentrarse. Aunque sigue siendo tu hija, está afectado por el virus y se comportará de forma muy diferente bajo la influencia del virus. Dependiendo de la gravedad del virus y de los síntomas víricos, puede incluso llegar a delirar; sobre todo si su temperatura es demasiado alta. Esto es similar a lo que le ocurre a tu hija cuando desarrolla anorexia. Sigue siendo tu hija, pero su comportamiento está influenciado por la enfermedad.

¿Qué significa recuperación?

Recuperación total - El ideal:

· Volver a una alimentación «normalizada». Esto significa ser capaz de comer de forma espontánea e independiente cuando se tiene hambre.

· Capacidad para comer una gran variedad de alimentos sin preocupación por las calorías y/o al aumento de peso.

· Liberarse de los pensamientos anoréxicos y de las preocupaciones por la comida y el peso.

· Amar y aceptar el propio cuerpo tal y como es, a pesar de cierto «descontento normativo» que muchas personas pueden experimentar, pero que no repercute en el estilo de vida.

· Una vuelta al crecimiento y desarrollo físico normal que permite al adolescente alcanzar su potencial de crecimiento. En el caso de las mujeres, esto incluirá el retorno de la menstruación.

· Participar en actividades normales de los adolescentes; como la escuela, la socialización con los amigos y la familia, el deporte y las actividades de interés.

Aunque el restablecimiento del peso puede ser rápido, tu hija puede tardar algún tiempo en recuperarse por completo, como se ha descrito anteriormente. Todos los adolescentes varían en su etapa de recuperación y depende mucho de sus rasgos de personalidad, la duración de la enfermedad y los problemas de salud mental preexistentes. Para algunas adolescentes, la recuperación de los pensamientos anoréxicos puede tardar entre 12 y 18 meses. Recuerda que la anorexia es una «lesión cerebral», por lo que el cerebro necesita tiempo para curarse. Si tu hija sufriera una complicada y grave fractura en la pierna, cabría esperar que tardara mucho tiempo en volver a correr de forma competitiva; el cerebro probablemente tarda más tiempo dada su complejidad.

El equipo de tratamiento

Para restablecer la salud de tu hija necesitarás un equipo de profesionales experimentados que te apoyen en la tarea de volver a alimentar a tu hija. El equipo de tratamiento está formado por los padres, el terapeuta de FBT, el pediatra y el psiquiatra.

Papel de los padres

El término «padres» se refiere a cualquier persona que tenga la responsabilidad de cuidar a la niña o adolescente.

Los padres son **los miembros más importantes** del equipo. Están acargo de la recuperación de su hija y suelen saber lo que esta necesita, ya que llevan muchos años criando a una niña sana. Desgraciadamente, la anorexia les ha desviado de su camino normal de crianza. Los padres son los que pasarán largas horas con su hija proporcionándole apoyo, comprensión, ánimo, amor y, lo más importante, alimento. La mayoría de los padres, al terminar el proceso, dicen que este tratamiento (FBT) es lo más difícil que han hecho en su vida.

La tarea será más fácil si los padres pueden mostrarse tranquilos, coherentes, pacientes, disponibles y creativos ante una adolescente anoréxica ingrato que no quiere la ayuda de sus padres y que no quiere recuperarse de la anorexia dado que ama y se siente cómoda en su cuerpo delgado.

Los padres son los expertos en lo que respecta a sus hijos.

Papel del terapeuta FBT

El papel del terapeuta es apoyar y guiar a los padres en la realización del FBT. El terapeuta tiene el conocimiento experto sobre los trastornos alimentarios y el FBT, pero no puede **EJECUTAR** el tratamiento. Los padres son los únicos que pueden **EJECUTAR** el tratamiento.

Tu terapeuta te guiará y aconsejará sobre las numerosas dificultades a las que te enfrentarás como padre al volver a alimentar a tu hija y al controlar muchos de sus comportamientos anoréxicos.

El papel del terapeuta es también proporcionar educación sobre la enfermedad de tu hija, junto con el apoyo, el estímulo y la convicción de que tu hija se recuperará; dado que muchos padres, al iniciar el tratamiento, pueden sentir que la tarea que tienen por delante es insuperable. Sentirse abrumado es una experiencia común para los padres; sin embargo, con el apoyo del terapeuta, los padres suelen superar los sentimientos de desesperanza y siguen adelante con su papel de padres.

Tu terapeuta tendrá confianza en que puedes llevar a cabo la tarea. Del mismo modo, los padres también necesitan tener confianza en su terapeuta y mantener la convicción de que el tratamiento funcionará. Sin esta confianza y fe mutuas, el éxito suele ser difícil.

Se anima a los padres a cuestionar cualquier aspecto del tratamiento que no comprendan.

El terapeuta es el experto en materia de FBT.

El papel del pediatra

El papel del pediatra es controlar el estado médico de tu hija (en los adolescentes mayores será el médico de cabecera). Dado que la anorexia es una enfermedad mental con complicaciones médicas que pueden provocar daños físicos a largo plazo —incluso la muerte—, es aconsejable un seguimiento médico regular, especialmente en las primeras fases del tratamiento, cuando la adolescente ha perdido una cantidad importante de peso. El único consejo que te dará tu pediatra es un consejo médico. El pediatra también es responsable del desarrollo físico de tu hija y solicitará análisis de sangre, pruebas de densidad ósea (densitometría) o cualquier otra prueba que sea necesaria para asegurarse de que el desarrollo de tu hija sigue su curso.

El pediatra es el experto en lo que respecta a la estabilidad física y los problemas médicos.

El papel del psiquiatra

Durante la etapa inicial de la realimentación, muchos adolescentes experimentan altos niveles de angustia. La mayoría de los padres son capaces de manejar esta angustia con el apoyo de su terapeuta. Sin embargo, si la angustia de tu hija se vuelve abrumadora hasta el punto de que tiene comportamientos autolesivos o ideas suicidas, un psiquiatra se involucrará para valorar a tu hija, y si es necesario, recetar medicamentos. Cualquier decisión de recetar medicación a tu hija se discutirá contigo y tomarás la decisión final sobre si aceptas medicarle (siempre y cuando sea menor o en el caso de ser mayor de edad, esté incapacitado legalmente bajo tu tutela). Aunque muchos de los comportamientos de tu hija pueden ser aterradores para los padres, son comunes en las adolescentes anoréxicas y suelen remitir con la recuperación del peso.

El psiquiatra es el experto en el estado mental de tu hija.

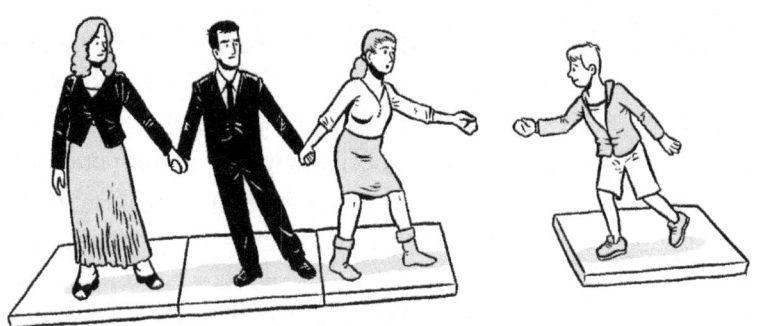

Recuerda que el trabajo no puede completarse sin que todos los miembros del equipo trabajen juntos.

Alimentar de nuevo a mi hijo/a

La alimentación de una menor anoréxica suele ser la tarea más difícil para los padres que emprenden un FBT.

Alimentar a una menor anoréxica no es una alimentación normal. La mayoría de los padres han sido muy eficaces en la alimentación de su hija sana. Una niña sana normalmente tiene apetito, en general ama la comida, y todas las vías cerebrales relacionadas con la comida y el apetito están funcionando eficazmente. Sin embargo, una menor anoréxica no tiene apetito, odia y teme la comida, y con un cerebro hambriento todas las vías «alimentarias» están desconectadas. Una niña sana necesita comida suficiente para su crecimiento, su ritmo metabólico y las calorías que gasta para hacer ejercicio. En cambio, una niña anoréxica, aunque necesita calorías similares, también necesita calorías adicionales para ganar peso de forma significativa.

Muchos terapeutas de FBT suelen decir a los padres que tienen la experiencia necesaria para alimentar a su hija y que se basen en la experiencia pasada de alimentar a un niña sana. Aunque esto suele ser así, alimentar a una menor enferma y con bajo peso plantea nuevas dificultades a los padres. Cuando tu hija estaba bien y se le presentaba una comida nutritiva, la devoraban rápida y alegremente. Ahora la anorexia les catapulta hacia un territorio desconocido y aterrador. Se enfrentan a un rechazo total de la comida y a la angustia que conlleva comer. De repente, los padres tienen que calcular las calorías y/o las cantidades de comida necesarias para el aumento de peso requerido de 500 g a 1 kg por semana. Muchos se sorprenden de las enormes cantidades necesarias para lograr ese aumento de peso y suelen pasar muchas horas planificando las comidas y los tentempiés. En consecuencia, los padres suelen perder confianza en sí mismos y dudan de sus propias capacidades, aunque pueden beneficiarse de ayuda para gestionar los requisitos dietéticos de una adolescente en crecimiento del que se espera que logre recuperar el peso rápidamente.

Los conocimientos sobre el impacto de la desnutrición en el cuerpo de las adolescentes también les son ajenos, ya que anteriormente habían dejado el crecimiento y el desarrollo a su curso natural. Tu terapeuta de FBT te guiará en un esfuerzo por capacitarte para realizar la tarea rápidamente en lugar de dejarte llevar por las trampas del ensayo y error.

¿Por qué le cuesta tanto comer a mi hijo/a?

Los padres se esfuerzan por entender por qué les cuesta tanto comer a sus hijos. Al fin y al cabo, comer es un instinto natural y una experiencia placentera. Cuando los padres comprenden bien por qué le cuesta tanto comer a su hija, suelen ser capaces de responder de forma mucho más tranquila y compasiva. Se sienten menos frustrados y más pacientes, y se muestran más decididos a conseguir que su hija mejore lo antes posible para liberarla de la atormentadora angustia que experimenta.

Los siguientes seis factores son los que tu hija experimenta cada minuto de cada día mientras sufre de anorexia, y son estos factores los que interfieren con la alimentación y el aumento de peso.

1. Tu hijo/a tiene miedo

La emoción subyacente más común de la anorexia es el MIEDO. Tu hija tiene lo que a ti te puede parecer un miedo irracional a la comida y a comer, pero lo que tu hija tiene en realidad es un miedo irracional a engordar. Tu hija tiene miedo de que cualquier alimento que coma deposite inmediatamente enormes cantidades de grasa en su cuerpo.

También tiene miedo de las calorías, tiene miedo de la báscula, de que le pesen y del consiguiente aumento de peso. Tiene miedo de lo que sus amigas pensarán de ella si gana peso; tienen miedo de que si empieza a comer alimentos «prohibidos» no podrá parar. Tiene miedo de perder el control, ya que la anorexia le hace sentir que lo tiene; tiene miedo de perder su identidad, una que la anorexia le ha proporcionado, y la lista sigue y sigue.

El miedo es tan grande que consume el pensamiento de tu hija durante la mayor parte del día. Tu hija cuenta continuamente las calorías, piensa con horror en la próxima comida, en cómo puede evitarla y en cómo puede gastar las calorías que tú le das. Imagina lo difícil que debe ser para tu hija comer con todo este miedo.

2. Tu hijo/a está ansioso

La comida y la idea de ganar peso provocan ansiedad en el menor. La investigación actual nos dice que muchos niños o adolescentes con anorexia también tienen asociado un trastorno del estado de ánimo (depresión) o un trastorno de ansiedad (trastorno obsesivo compulsivo, trastorno de ansiedad o fobia social). Los estudios de Loch (2015) revelaron que el 50 % de las adolescentes con anorexia tenían un trastorno del estado de ánimo y el 35 % un trastorno de ansiedad.[4]

Muchos padres también afirman que su hija era una niña ansiosa antes de la anorexia. Si tu hija ya tenía una ansiedad preexistente o un trastorno del estado de ánimo, sus síntomas se agravarán con la anorexia, especialmente cuando se enfrente a la comida.

La ansiedad de tu hija puede llegar a ser tan irracional y extrema que cuando pongas un plato normal de comida delante de ella verá una montaña de calorías que será inmediatamente visible en una parte de su cuerpo que odia. A medida que aumenta la ansiedad también lo hace la rigidez y los intentos desesperados por controlar su entorno y su ingesta en un esfuerzo por reducir la ansiedad. Tu hija pensará inconscientemente: *«Si puedo controlar la comida, puedo controlar mi ansiedad»*. Para algunos menores los altos niveles de ansiedad pueden llevarles a un ataque de pánico.

3. Tu hijo/a está lidiando con el constante diálogo interno de la anorexia

Está atormentada por el bombardeo de diálogo interno de la anorexia. Es una voz/pensamientos constantes en su cabeza que le dice que no coma, que si come engordará, que será fea, que no le gustará a nadie si está gorda. La anorexia también le dice que no confíe en ti y que estás en su contra, que sólo quieres que engorde. La anorexia le dice que es su amiga y la única amiga en la que puede confiar, la única amiga fiel y que vela por sus intereses. La anorexia le convence de que le es tan fiel que es ella y se convierte en su identidad. La anorexia también le dice a tu hija que la vida no puede seguir sin el control y la seguridad que le otorga, y que al comer perderá ese control. La anorexia hace que tu hija crea que sólo es especial si se mantiene delgada.

Algunas adolescentes tienen otra vocecita que les dice que le haces daño y le molestas, y otra que realmente le quieres y quieres que se mejore; pero esa voz es tan pequeña que queda ahogada en el ruido de fondo de la anorexia. Algunas adolescentes dicen que están atrapadas en una situación sin salida: si comen para hacerte feliz, la anorexia los castigará, y si hacen feliz a la anorexia no comiendo, tú las castigarás y te enfadarás con ellas.

4. Tu hijo/a se rige por innumerables reglas autoimpuestas

Para sentirse segura y con el control, tu hija ha desarrollado un sinfín de reglas que garantizan que no se desvíe de su objetivo de mantenerse delgada y/o perder peso. Estas reglas no tienen mucho sentido para los padres, pero para su hija son reconfortantes porque si hay reglas, entonces hay límites dentro de los cuales permanecer. Las reglas proporcionan una sensación de seguridad y contención, como lo hacen las reglas en la sociedad. Cuanto más peso se pierda, peor estará la menor y más rígidas serán las normas.

Las reglas son muy parecidas a los pensamientos, pero a diferencia de las «voces» y los pensamientos que van y vienen, las reglas son fijas y hay que obedecerlas a toda costa.

- Debo comprobar las calorías de todo lo que como para asegurarme de que no voy a ganar peso.
- Sólo puedo comer X calorías en un día.
- No puedo comer grasas ni hidratos de carbono.
- Debo hacer ejercicio/purga para asegurarme de que me mantengo igual o pierdo las calorías extra que he consumido.
- Tener un peso bajo es más importante que cualquier otra cosa en mi vida.
- No puedo comer nada después de las siete de la tarde.
- Sólo siendo delgada seré atractiva para los demás.
- Sólo siendo delgada seré perfecta.
- Sólo las delgadas tienen el control, las gordas no lo tienen.

5. Tu hijo/a tiene un cerebro hambriento

El cerebro es el órgano más importante del cuerpo y, por lo tanto, el organismo hace todo lo posible por preservarlo. Durante la inanición, el cerebro tiene prioridad para acceder a la nutrición a expensas de otros órganos y funciones corporales. La única fuente de combustible del cerebro es la glucosa y cuando los niveles son bajos, el cuerpo metaboliza inicialmente la grasa y luego el tejido muscular (proteínas) en un esfuerzo por acceder a la glucosa. Cuando la inanición es severa y prolongada, el cuerpo descompone las neuronas para aportar glucosa al cerebro, lo que resulta en la pérdida de neuronas y el «encogimiento» (atrofia) del cerebro.

Los estudios de imagen cerebral en pacientes anoréxicos han mostrado características anatómicas de atrofia cerebral, pérdida de cuerpos celulares neuronales y una reducción de la densidad de las conexiones sinápticas. La pérdida de materia cerebral parece ser reversible con el aumento de peso en la mayoría de los casos, pero no en todos.[6] Los efectos a largo plazo sobre el aprendizaje, el comportamiento y el estado de ánimo no se conocen bien y requieren más investigación.

Un cerebro hambriento funciona de forma muy diferente a un cerebro bien alimentado y muchos de los síntomas clínicos que se observan en la anorexia están causados por cambios en la estructura cerebral secundarios a la inanición.[5] La inanición conduce a un deterioro de los lóbulos frontales responsables del funcionamiento ejecutivo:[6] el juicio, la perspicacia, la concentración y la toma de decisiones, de ahí que tu hijo te parezca tan poco sensato e irracional.

La ínsula es una zona del cerebro que parece estar muy desregulada por la inanición. La función predominante de la ínsula es equilibrar las partes del cerebro que se ocupan de la adaptación al entorno externo y las responsables de la homeostasis/estabilidad interna. La ínsula también regula el apetito y la alimentación. En la anorexia, la alteración de la ínsula provoca anomalías en la regulación del apetito y la alimentación, una sensación exagerada de saciedad, una distorsión de la imagen corporal, dificultades en la integración de los pensamientos y los sentimientos, anosognosia (desconocimiento de estar enfermo) y una mayor sensación de asco.[6, 7]

6. Tu hijo/a puede tener ciertos rasgos de personalidad que contribuyen a la enfermedad y la mantienen

La literatura actual identifica que muchas adolescentes que padecen anorexia parecen compartir muchos rasgos de personalidad similares que parecen exacerbar o mantener sus síntomas anoréxicos de rigidez y control.

Los principales rasgos parecen ser:

Perfeccionismo – Muchas adolescentes se exigen mucho a sí mismas. Todo lo que hacen nunca es lo suficientemente bueno: tiene que ser perfecto; de hecho, tiene que ser impecable. La perfección es inalcanzable, pero muchas adolescentes pasarán horas agonizantes tratando de lograr lo imposible. De ahí su deseo de alcanzar el objetivo de peso/imagen corporal imposible, que nunca será lo suficientemente perfecto para ellas. Las tendencias perfeccionistas aumentan su angustia y contribuyen al mantenimiento de la enfermedad.[5]

Rigidez cognitiva – La flexibilidad cognitiva es la capacidad de cambiar entre conjuntos mentales, ya sea cognitiva o conductualmente, también conocida como «set-shifting». El cambio de conjuntos es la capacidad de pasar con flexibilidad de una tarea a otra. Las dificultades para cambiar de conjunto equivalen a la inflexibilidad cognitiva y se manifiestan en respuestas concretas y rígidas que pueden estar vinculadas a comportamientos como los rasgos compulsivos, la rigidez y el perfeccionismo. Muchos pacientes con anorexia parecen tener una pobre capacidad de cambio de «pantalla» y se quedan estancados en muchos comportamientos desadaptativos incluso ante la presencia de presiones externas.[5]

Coherencia central deficiente – La coherencia central es la capacidad de ver el «panorama general». La investigación sobre el perfil neuropsicológico de los pacientes con anorexia ha descubierto que tienden a tener un estilo de procesamiento detallado y centrado, a menudo denominado *coherencia central débil*. Esto significa que tienden a centrarse en los detalles en lugar de en el panorama general (estilos de pensamiento detallista frente a global). Lask sugiere que este estilo de procesamiento puede ayudarnos a entender la alteración de la imagen corporal en enfermos anoréxicos. Su hipótesis es que las personas que se quedan atrapadas en los detalles en general también aplican este estilo de procesamiento cuando ven su propio cuerpo, por lo que cuando una persona con anorexia se mira en el espejo tiende a ver partes específicas del cuerpo con las que no está contenta y las evalúa negativamente en lugar de mirar y evaluar su cuerpo en su conjunto.[5]

Cerebro anoréxico

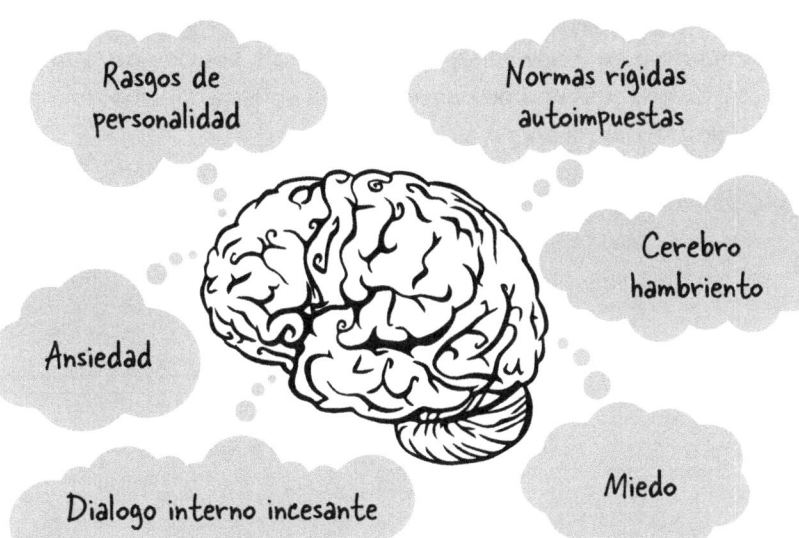

Rasgos de personalidad

Normas rígidas autoimpuestas

Cerebro hambriento

Ansiedad

Miedo

Dialogo interno incesante

Los factores mencionados anteriormente detallan los retos a la hora de alimentar a tu hija. No se trata de una batalla con tu hija, sino de una batalla contra el miedo, la ansiedad y la ineficacia de un cerebro hambriento, un diálogo interno implacable y copiosas reglas autoimpuestas que lo han poseído.

Tu hija **no tiene** los recursos para emprender esta batalla por sí misma; es impotente ante fuerzas tan poderosas. Necesita que **TÚ** luches por ella y le devuelvas la salud, ya que, sin ti, seguramente será derrotada, ya sea por la muerte o por convertirse en una sierva de por vida de la Anorexia Nerviosa. Cuanto más tiempo permanezca la enfermedad, más fuerte será su identificación con la anorexia.

La comida es medicina

La comida es lo único que hará que tu hija se recupere. Actualmente no hay medicamentos específicos que ayuden a tu hija a mejorar.

La composición corporal de tu hija está formada por masa corporal magra y grasa corporal. La masa corporal magra se refiere al peso de los huesos, los órganos internos, los músculos y los tejidos conectivos. La grasa corporal se refiere a la grasa esencial y a la grasa adiposa.

El cuerpo de tu hija necesita un equilibrio de diferentes nutrientes para recuperar su salud. Los hidratos de carbono, las proteínas, las grasas, las vitaminas y los minerales son nutrientes esenciales para el organismo de tu hija.

Los **hidratos de carbono** son necesarios para que el cuerpo genere glucosa para obtener energía. La glucosa es la fuente de combustible preferida del cuerpo. Sin un buen suministro de glucosa, el cuerpo no funcionará eficazmente. El cerebro SOLO, utiliza glucosa y consume aproximadamente el 30% de la glucosa que el cuerpo necesita para funcionar. Los alimentos ricos en carbohidratos son el pan, los cereales, el arroz, las patatas, la pasta, la leche, el yogur y la fruta. Los dulces y los refrescos también son ricos en carbohidratos.

Las **proteínas** son el material de construcción del cuerpo. Las proteínas no se utilizan normalmente como energía y sólo se consumen cuando el cuerpo no ingiere suficientes carbohidratos. Esta es una forma ineficiente de obtener glucosa, ya que el cuerpo necesita descomponer la proteína para obtener la pequeña cantidad de glucosa contenida en la proteína. En la anorexia esto se llama autofagia: el cuerpo se come a sí mismo para proporcionar glucosa al cerebro, de ahí la importante pérdida de peso y el desgaste del tejido muscular. Los alimentos ricos en proteínas son la carne, el pescado, el pollo, la leche, el yogur, el queso, las legumbres, los frutos secos y las semillas.

Grasa - Gran parte de la propaganda actual de los medios de comunicación es que «las grasas son malas», sin embargo, el cuerpo necesita grasa para funcionar eficazmente. Las grasas deben constituir el 20-30 % de las calorías totales. La grasa es esencial para el funcionamiento normal del cuerpo y ayuda a la absorción de vitaminas esenciales, como las vitaminas A, D, E y K. Los alimentos que tienen un alto contenido en grasa son la mantequilla y la margarina, los aceites, los frutos secos y las semillas, el aguacate, así como los alimentos procesados como la «comida rápida» y las galletas y pasteles.

La grasa presente en la médula ósea, el sistema nervioso central, el cerebro, los órganos principales, los intestinos y los músculos se denomina grasa esencial, ya que es importante para el funcionamiento normal del organismo, a diferencia de la grasa

adiposa que es grasa acumulada cuando se consumen demasiadas calorías. La muerte por inanición se debe al agotamiento total de la grasa corporal que se utiliza como reserva para fabricar glucosa.

La grasa es un requisito esencial para un cuerpo sano, y el porcentaje de grasa corporal en los adolescentes debe ser del 15-20 %, dependiendo de su edad y etapa de desarrollo. Un nivel de grasa corporal muy bajo puede contribuir a que se produzcan complicaciones médicas graves que afectan a casi todas las funciones corporales, como los sistemas cardiovascular, endocrino, reproductivo, esquelético, inmunitario, gastrointestinal, renal y nervioso central.

La grasa es necesaria porque:

· Es un aislante para conservar el calor corporal. Un nivel bajo de grasa corporal conduce a la intolerancia al frío y a una baja temperatura corporal, de ahí que las adolescentes con anorexia pasen constantemente frío.

· El cerebro y el sistema nervioso central tienen un alto porcentaje de grasa y es necesaria en la vaina de mielina del sistema nervioso. Un nivel bajo de grasa corporal agota y destruye la vaina de mielina, lo que provoca una conducción lenta de los impulsos eléctricos que utiliza el cerebro. Esto provoca un mal funcionamiento del cerebro, bajos niveles de concentración, confusión y pensamiento irracional.

· Los niveles muy bajos de grasa corporal pueden provocar una pérdida de densidad ósea, lo que aumenta el riesgo de fracturas por estrés.

Cantidad de alimentos necesarios

Tu adolescente necesitará comer tres comidas y tres tentempiés al día con un total de más de 3 000 calorías si quiere ganar peso rápidamente. Algunas adolescentes pueden necesitar comer más en las primeras etapas de la realimentación porque su tasa metabólica basal suele aumentar. La tasa metabólica basal es la tasa a la que el cuerpo utiliza la energía mientras está en reposo para mantener las funciones corporales vitales. Cuando las personas no ingieren suficientes calorías durante algún tiempo se produce una reducción de su tasa metabólica basal y esta tasa puede aumentar hasta el 120 % con la realimentación.

Los hidratos de carbono y las grasas suelen ser los alimentos «temidos» por tu hija, ya que cree erróneamente que si come estos alimentos engordará. La mayoría de las adolescentes tienen lo que llaman alimentos «seguros», sin embargo, los alimentos seguros suelen ser muy bajos en calorías. Tu adolescente no se recuperará del todo hasta que sea capaz de comer todos los grupos de alimentos sin miedo. Por lo tanto, es tu tarea asegurarte de que tu adolescente tenga a su alcance tanto los alimentos seguros como los temidos y que consuma una comida equilibrada que contenga hidratos de carbono, proteínas y grasas.

Muchos padres caen en la trampa de intentar presentar platos y alimentos gourmet con la creencia de que hacer la comida más interesante atraerá a su hija a comer. Una menor que sufre anorexia nerviosa odiará la mayoría de los alimentos, por lo que tus esfuerzos bien intencionados pueden no ser apreciados. Recuerda que no estás dirigiendo un restaurante, sino restaurando la salud de tu hija. Lo único importante es hacer llegar a tu hija la cantidad adecuada de alimentos para que gane peso. Por lo tanto, los alimentos buenos, sanos y nutritivos deben ser tu principal objetivo. A muchos padres les resulta más fácil aumentar la densidad calórica de los alimentos (es decir, más calorías) en lugar de la cantidad, pero dependerá de ti encontrar la manera de garantizar que tu hija tenga las calorías necesarias en cada comida, todos los días, hasta que recupere su salud física.

Después de las comidas, la adolescente se quejará de sentirse lleno, enfermo, hinchado y con dolor de barriga. Esto es bastante normal. Durante la inanición el estómago se encoge un poco, y ahora con el aumento de la ingesta el estómago necesitará estirarse y volver a su tamaño normal. Este malestar no durará mucho tiempo y una bolsa de calor en el estómago después de las comidas puede ayudar.

Muchas adolescentes se quejan de estreñimiento. Esto también es bastante común y se resolverá con una alimentación adecuada a medida que el sistema digestivo vuelva a su funcionamiento natural. Aunque el agua y los zumos pueden ayudar a la regularidad, es importante recordar que permitir que tu hija beba demasiada agua le llenará y le hará más difícil realizar las ingestas programadas.

La adolescencia es la segunda fase de crecimiento más intensa después del primer año de vida. Todos los adolescentes necesitan una cantidad adecuada de calcio, ya que la adolescencia es el momento en que logran su máxima densidad ósea. La osteoporosis es un riesgo importante para los adolescentes con un trastorno alimentario prolongado. Durante la inanición, tu hija puede perder densidad ósea o no acumular masa ósea, por lo que es importante obtener suficiente calcio en la dieta para ayudar a reponerla. Los adolescentes necesitan 3-4 raciones de lácteos al día. Una ración de lácteos es: 250 ml de leche, 200 g de yogur, 50 g de queso duro como el cheddar o 120 g de queso ricotta. Hay muchos otros factores que contribuyen a una buena salud ósea, como una cantidad suficiente de vitamina D y la vuelta de la menstruación (estrógenos) en las mujeres y una cantidad suficiente de testosterona en los hombres. Esto debe consultarse con el pediatra, que suele pedir una prueba de densidad ósea para el menor.

Tener una comunidad diversa de bacterias intestinales es importante para la salud, y las últimas investigaciones sugieren que la diversidad del microbiota intestinal en individuos con anorexia puede estar reducida posiblemente debido a la inanición.[8] Aunque no se ha demostrado, un probiótico y/o un yogur pueden ser útiles para ayudar a restablecer una sana flora intestinal.

Puede costarte entender que la anorexia de tu hija también hará que lleve a cabo muchos «comportamientos de distracción» para evitar la comida que tan difícil le resulta comer y que dificultarán tu tarea de realimentación. Lo mejor es detener estos comportamientos lo antes posible.

Ejemplos de comportamientos de distracción son:

· Romper/cortar la comida en trozos pequeños. Machacar la comida en el plato

· Comer con una cucharilla

· Mantener la comida en la boca y no tragarla. Tirar la comida/esconderla

· Huir de la mesa. Lenguaje extremo. Gritar o llorar. Romper la vajilla/muebles

· Intentar hacerse daño con un tenedor, un cuchillo, etc.

Las comidas familiares se grabaron en vídeo en la segunda sesión de FBT. Los investigadores examinaron las estrategias que se observó que utilizaban los padres durante la realimentación. Se analizaron los vídeos y las interacciones se clasificaron en las siguientes categorías:

· Incitaciones directas al adolescente para que coma: *«Tienes que comerte todo el almuerzo»* o *«Coge la tostada y cómetela».*

· Indicaciones no directas y alentadoras para comer: *«Sigue», «¿Por qué no comes un poco más?»*

· Indicaciones físicas: empujar el plato hacia el adolescente.

· Respuestas restrictivas que limitan la ingesta: *«Ya es suficiente por ahora». «No más tostadas por ahora».*

· Incentivos positivos: *«Si te acabas la comida, puedes ir al cine esta noche».*

· Incentivo negativo que describe una consecuencia negativa: *«Si tiras el bocadillo al suelo, tendrás que comerte dos».*

· Comentarios autónomos: *«¿Quieres otro?»* o *«¿Cuál quieres?»*

· Disposición de la información: *«Esto fortalecerá tus huesos».*

Curiosamente, el estudio demostró que los padres que utilizaban indicaciones directas para comer eran los que más éxito tenían a la hora de conseguir que su hija comiera.[9]

Modelado

El modelado es un proceso de aprendizaje por el que los niños imitan el comportamiento de sus padres sin una dirección explícita, de ahí el término «modelo».

Será difícil que tu hija haga tres comidas y tres meriendas si la familia no da ejemplo de comportamientos alimentarios adecuados y normales, como comer con regularidad, no saltarse comidas, comer en familia, etc.

Muchas familias tienen dificultades para encontrar un momento para comer juntos en familia a pesar de sus mejores intenciones debido a compromisos laborales, deportivos... Si es posible, a tu hija le resultará más fácil comer si puede fijar un horario de comidas regular con todos los miembros de la familia presentes para que le apoyen. Comer juntos también transmite el mensaje subyacente de que la comida y el momento de comer son importantes y constituyen un tiempo para estar juntos compartiendo y participando en conversaciones familiares.

A la hora de comer, muchos adolescentes se quejan de que comen más que sus hermanos y/o sus padres. Algunos padres, en un esfuerzo por hacérselo más fácil a su hija, aumentarán su propia ingesta de alimentos o la de sus hermanos. Esto no es aconsejable y sólo refuerza el deseo de control de la anorexia. Di tranquilamente a tu hija

que es él quien se encuentra mal y que, una vez recuperado, su ingesta se reducirá a las cantidades de sus hermanos sanos.

La mayoría de las adolescentes estarán muy preocupados por lo que se les va a dar de comer, por lo que querrán participar en la compra de alimentos, la planificación y la preparación de las comidas. Tener a tu hija anoréxica contigo durante estos momentos suele dar lugar a discusiones. Tu hija querrá que compres alimentos bajos en calorías o dietéticos y durante la preparación de las comidas también se pondrá ansiosa e intentará convencerte de que no añadas ingredientes altos en calorías como aceite, mantequilla, etc. Por lo tanto, te resultará más fácil comprar, cocinar y planificar las comidas si tu hija no está presente. Explica amablemente a tu hija que sabes lo que su cuerpo necesita y lo que tienes que hacer para que mejore, y que además, a medida que se recupere todas las opciones le serán devueltas.

Los padres que han padecido un trastorno alimentario o que están luchando actualmente con un trastorno alimentario pueden encontrar extremadamente difícil manejar y supervisar a su hija a la hora de comer. Los padres han referido que ver a su hija comer las cantidades de comida requeridas desencadena recuerdos del pasado de sus propias dificultades para comer. También informan de sentimientos de disgusto al ver a su hija comer las grandes cantidades de comida necesarias para su recuperación, aunque también reconocen que su hija necesita comer. Si estás luchando contra esta dificultad, no te sientas reacio o avergonzado de plantear la situación a tu terapeuta de FBT, que te ayudará a explorar formas de gestionar la realimentación.

Dada la gran importancia que se da en los medios de comunicación a la salud, el bienestar y el peso, muchas familias se preocupan por su peso y su forma, y muchas de ellas emprenden estrategias de control de peso, dietas, comidas restringidas, alimentos saludables y ejercicio, etc. Te resultará más fácil controlar y volver a alimentar a tu adolescente anoréxica si se suspende temporalmente la participación en cualquiera de estas actividades hasta que tu hija se recupere. En su lugar, concéntrate en la alimentación «normalizada», que consiste en comer una variedad de alimentos sin miedo y comer por placer y disfrute.

Comer fuera de casa

COMER EN LA ESCUELA/INSTITUTO

Volver al colegio y comer en la escuela delante de los compañeros será un paso importante para tu hija. Su ansiedad y su miedo a comer ya son elevados, por lo que pensar en comer delante de otros y preocuparse por lo que los demás pensarán de ellas no hace más que agravar su ansiedad, haciéndola insoportable.

En la Fase 1 de FBT se recomienda que las comidas en la escuela sean supervisadas por los padres. Esto es para asegurarte de que tu hija está consumiendo todo lo que le das y probablemente hará que sea más fácil para tu hija comer. La mayoría de los padres se organizan para comer con su hija durante la hora de la comida. Algunos padres que no pueden supervisar los almuerzos en la escuela, organizarán que un familiar de confianza o un profesor de la escuela supervise a su hija. No es aconsejable que los hermanos o los compañeros supervisen las comidas en la escuela.

Si acuerdas con un profesor que supervise el almuerzo, tendrás que comunicarle lo que has proporcionado para el almuerzo, ya sea por foto o por correo electrónico. Una mejor opción es entregar el almuerzo de tu hija directamente al profesor. Los profesores no saben cuánto necesita tu hija para comer y, a menos que se les aconseje, aceptarán que lo que tu hija trae es lo que tú has proporcionado. No pongas a tu hija en una situación en la que se vea tentada a tirar porciones de su comida, ya que la anorexia puede empujarle a hacerlo. Recuerda que, aunque los profesores harán todo lo posible por ayudarle, no tienen los conocimientos sobre la anorexia ni tu implicación, por lo que pueden distraerse fácilmente con otras actividades y crear inadvertidamente una oportunidad para que tu hija esconda o tire la comida.

Muchas adolescentes dirán que es difícil comer con sus compañeras, ya que estas comen muy poco o nada. Desgraciadamente, esto es muy frecuente, por lo que tendrás que explicar a tu hija que, a pesar de esta situación, tú no eres responsable de sus compañeras y que tienes que hacer lo correcto para ella.

Comer fuera

Como ya hemos dicho, a muchas adolescentes les da miedo comer fuera y delante de los demás. Ir a un restaurante es desalentador para tu hija porque tiene miedo a lo desconocido: lo que hay en el menú, los ingredientes y las calorías que contiene la comida, etc. Una de las mejores formas de superar la ansiedad es exponerla a la situación que la genera. A medida que tu hija empiece a ganar peso gradualmente, tendrás que ayudarle a superar este miedo. La mejor manera de hacerlo es mediante pequeños pasos planificados. Decide de antemano con tu hija a dónde vais a ir y qué vais a pedir. Un pequeño paso inicial es probablemente ir a tomar un café o algo pequeño, y preferiblemente algo que tu hija pueda comer cómodamente. Poco a poco, ve aumentando la cantidad de comida y de alimentos difíciles.

Recuerda que el objetivo es volver a una alimentación normalizada.

Consejos que muchos padres han referido como útiles a la hora de realimentar a sus hijos

- Es mejor incluir variedad y alimentos «prohibidos» desde el principio de la realimentación, de lo contrario, cuando introduzcas los alimentos a los que tiene miedo será como empezar de nuevo.

- No caigas en la trampa de que la «comida sana» hará que tu hija mejore. La anorexia es básicamente miedo a la comida y, en particular, a los alimentos hipercalóricos. Sabrás que tu hija se ha recuperado cuando pueda comer de todo sin miedo, y una buena señal de recuperación es que pueda comer todo lo que comía antes de la anorexia.

- A la hora de la comida no te acostumbres a negociar, convencer, sermonear o utilizar la lógica. Es probable que fracases y es una buena táctica que utiliza la anorexia para boicotear el tiempo dedicado a la realimentación. En su lugar, limítate a animar directamente (una y otra vez) a comer los alimentos que le proporciones a tu hija a la hora de la comida, ya que esto desgastará a la anorexia.

- No caigas en la trampa de darle a tu hija lo que crees que va a comer. Esto es acomodarte a su miedo. Dale lo que necesita para estar sano.

- No hagas que tu hija participe en la preparación de la comida, en la planificación, en el recuento de calorías, en la compra o en cualquier decisión relacionada con la comida, ya que su atención se centrará en la reducción de calorías y en la eliminación de los alimentos que le dan miedo. Limítate a poner la comida delante de tu hija y a proporcionarle apoyo.

- Asegúrate de que sabes cuánto necesita comer tu hija para recuperar el peso y los alimentos más indicados a conseguirlo. Aunque los padres suelen saber muy bien lo que tienen que dar de comer a una niña sana, tienen que aprender rápidamente cuánto tienen que dar de comer a una menor desnutrida.

- No esperes que tu hija sea capaz de tomar decisiones sobre qué comer, su pensamiento está demasiado comprometido para hacerlo y te sentirás culpable con cualquier decisión que tomes. Están en un «callejón sin salida» y se sentirán aliviados cuando alguien tome la decisión por ellos.

- Intenta no hablar de alimentación saludable, sino de alimentación normalizada. La alimentación normalizada es lo que hace el adolescente sano medio: come variado, come con regularidad, es flexible y come con gusto y sin miedo.

- Intenta detener todos los comportamientos de anorexia a la hora de comer lo antes posible, por ejemplo, romper la comida en trozos pequeños, comer con una cucharilla, etc. ya que estos comportamientos refuerzan la anorexia. Cada vez que empujes a tu hija más allá de su límite de miedo, le resultará más fácil, es como la terapia de exposición.

- Prepárate para la resistencia y la batalla con la anorexia. Habrá una batalla hasta que tu hija entienda el mensaje y crea que eres más fuerte que la anorexia y que no cederás porque no dejarás que le pase nada. La fuerza de la batalla variará en cada familia dependiendo de: la fuerza de la anorexia, la personalidad y las características de tu hija, los problemas de salud mental preexistentes como la ansiedad y el TOC y cualquier dinámica familiar que surja. La fuerza de tu perseverancia tiene que estar a la altura de la gravedad de la enfermedad y tu hija encontrará tu fuerza tranquilizadora. Aprende a ser decisivo contra la anorexia.

- No permitas que la mascota de la familia se siente con tu hija mientras come. Muchas mascotas se alimentan de la comida que creías que tu hija había comido.

- Asegúrate de que muestras **unidad parental** y de que ambos vais en la misma dirección con respecto a lo que tu hija necesita comer, que la comida debe completarse, que no negociarás con la anorexia y que os respaldareis mutuamente. Si la anorexia ve alguna debilidad en alguno de los padres, la explotará.

- Estate atento y siéntate con tu hija y supervísala para que coma toda la comida que le proporciones. Tu hija puede esconder la comida en las mangas, en los bolsillos, en las servilletas y en muchos lugares que te sorprenderán. Puede hacer cualquier cosa para evitar comer si se le da una mínima oportunidad.

- A pesar de las dificultades que se presentan, hay que intentar que la hora de la comida sea lo más normal posible, participando en las conversaciones familiares que ayuden a distraerse de la ansiedad que pueden conllevar las ingestas.

RECUERDA

✔ Tener confianza

✔ Ser constante

✔ Ser compasivo

✔ Ser calmado

✔ Ser creativo

Ejemplos de menús de comidas y meriendas

Los siguientes planes ofrecen un ejemplo de la cantidad de alimentos que tu hija debe consumir en las comidas principales y también de lo que constituyen los tentempiés de alto contenido calórico. El plan de comidas y tentempiés es SOLO una guía para ayudarte a comprender las necesidades de ingesta para el restablecimiento del peso y debe utilizarse como tal. Siéntete libre de intercambiar alimentos de contenido calórico similar. Es posible que tu hija prefiera seguir con el plan de comidas; sin embargo, no es buena idea seguir rigurosamente el mismo plan de comidas todos los días, ya que sólo refuerza la rigidez. El objetivo es que tu hija vuelva a comer de forma normalizada, lo que significa comer lo que esté disponible y/o lo que le sirvan los padres, sin miedo. Las investigaciones sugieren que el consumo de una dieta variada puede estar relacionado con la mejora de los resultados en la anorexia nerviosa.[10]

Ejemplo de raciones apropiadas para dar a tu hija

(Cortesía de Ingrid Hilton, dietista)

	Media Mañana	Merienda	Recena
Lunes	2x galletas avena + manzana 250 ml leche entera o leche de soja	1 taza de fruta 200 gr yogurt ½ taza de granola	350 ml leche con 2 cucharadas de cacao en polvo + pieza de fruta
Martes	Barrita de muesli 250 ml leche entera o leche de soja	1 tostada bimbo con 1 cucharada de mantequilla y trozos de plátano encima + 1 taza de leche	300 ml leche con 2 cucharadas de cacao en polvo + 2 galletas avena
Miércoles	Barrita de muesli + pieza de fruta 250 ml leche entera	Batido de frutas (1 plátano+, 300 ml leche, 150 gr yogurt entero, 1 cucharada de miel, 2 dátiles, cucharada colmada de salvado de avena)	Te chai con 350 ml de leche y una cucharada de miel + pieza de fruta

	Media Mañana	Merienda	Recena
Jueves	Barra de sésamo (40gr) + pieza de fruta 250 ml leche entera o leche	2x tostadas crackers 2x 21 gr de queso + aguacate	Suplemento nutricional en polvo diluido + pieza de fruta
Viernes	Bollo de queso con una cucharada de mantequilla 250 ml de leche	1 magdalena+ pieza de fruta 250 ml leche entera o leche de soja	350 ml de chocolate caliente con galleta
Sábado	1x fruta/pan de nueces con mantequilla 250ml leche entera	1x zumo 4 galletas con pasta de frutos secos untada	Suplemento nutricional en polvo diluido+ pieza de fruta
Domingo	1x magdalena de chocolate y arándanos 250 ml leche entera o leche de soja	Batido de frutas (1 plátano +, 300 ml leche, 150 gr yogurt entero, 1 cucharada de miel, 2 dátiles, cucharada colmada de salvado de avena).	350 ml leche con 2 cucharadas de cacao en polvo + pieza de fruta

Ejemplo de menú de comidas

(Cortesía de Ingrid Hilton, dietista)

	Desayuno	Comida	Cena	Postre
Día 1	Bowl de avena con 250 ml leche entera 1 plátano 100 gr de yogurt 1 cucharada de miel	Sándwich integral de pollo/queso/ aguacate 1 vaso de zumo	Canelones de espinaca y queso parmesano Ensalada 1 bollo de pan Zumo de naranja	2 cucharadas de helado
Día 2	2 x tostadas integrales 2 x mantequilla 1 x mantequilla 1 x mermelada o miel 1 yogurt o fruta	Tortilla vegetariana Ensalada Vaso de zumo	Salteado de pollo, verduras y frutos secos con arroz al vapor 1 vaso de zumo	1 taza de yogurt entero + fruta

	Desayuno	Comida	Cena	Postre
Día 3	1 bowl de yogurt y muesli 250 ml leche 1 plátano o mango 1 cucharada de miel y almendras	Pollo al pesto con ensalada de pasta y queso fetta Vaso de leche Pieza de fruta	Estofado de cordero con puré de patatas (hecho con leche o mantequilla) + verduras al vapor 1 bollo de pan 1 vaso de zumo	1 chocolatina + 1 vaso de leche
Día 4	2 x tostadas integrales 2 x mantequilla 2 x huevos ½ aguacate + 1 vaso leche	Sándwich de queso, jamón, aguacate y tomate 1 zumo	Ración de pescado con guarnición de patatas 1 bollo de pan	1 taza de natillas y 1 pieza de fruta
Día 5	2 barritas de cereales ricas en proteínas polvo 1 plátano 250 ml leche entera	Sándwich de aguacate, salmón, crema de queso y lechuga Vaso de leche y fruta	1 vaso de zumo Quiche de queso fetta y verduras asadas con ensalada 1 bollo de pan de leche	1 yogurt bebible
Día 6	2 x tostadas integrales 2 x mantequilla 1 x mantequilla 1 x mermelada 1 yogurt de frutas	3 piezas de sushi con salmón o aguacate Vaso de leche Pieza de fruta	1 vaso de zumo Pasta boloñesa con queso parmesano y ensalada 1 bollo de pan 1 vaso de zumo	2 cucharadas de helado
Día 7	2 barras de cereales 1 plátano 250 ml leche entera o leche de soja	Quiche de queso, huevo y verduras con ensalada 1 vaso de zumo	Pollo asado con salsa Patatas asadas, calabaza y guarnición 1 vaso de zumo	1 porción de tarta de queso
Día 8	2 x tostadas integrales 2 x mantequilla 2 x mermelada 1 vaso de zumo o pieza fruta	Pollo, huevo, y ensalada de arroz y anacardos 1 yogurt 1 vaso de zumo	Carne estofada con arroz o fideos de arroz 1 yogurt 1 vaso de zumo	1 taza de yogurt entero con almendras

Reflexiones de un padre - El dolor de la realimentación

Antes de alimentar a nuestra hija durante la FBT, no sabíamos cómo conseguir que comiera algo fuera de su estricto régimen alimenticio autoimpuesto. La lista de alimentos «aceptables» era cada vez menor y estábamos muy preocupados y desesperados.

Nuestro terapeuta de FBT nos dio las herramientas para enfrentarnos a esta aterradora enfermedad. Volvimos a casa y lo hicimos.

La angustia de nuestra hija durante la realimentación fue importante. Mientras que para nosotros era un reto y un agotamiento, para ella era esto y mucho más. Cuando se presentaba cada comida «inaceptable», los «pensamientos» de su cabeza gritaban y se enfurecían, hasta el punto de que reaccionaba como si esperáramos que saltara por un acantilado de 50 metros. ¿Cómo reaccionarías tú? Personalmente, lucharía a muerte para evitar que mis padres, en su «ingenuidad», me enviaran a mi destrucción.

Nuestra hermosa, cariñosa, cooperativa, sensible y bien educada hija se convirtió rápidamente en otra persona. Se le ponían los ojos vidriosos y lanzaba la comida violenta y repetidamente hasta donde podía. Gritaba, lloraba, nos daba puñetazos y golpes, nos tiraba la comida, lanzaba objetos y muebles de la casa, nos insultaba, se daba puñetazos y arañazos, corría por la casa y se escapaba por la puerta principal por calles y callejones (¡con nosotros y sus hermanos persiguiéndola!). A menudo se hacía un ovillo para no comer o no tener que interactuar con nosotros. Mantenía la comida en la boca hasta media hora y no tragaba. Mantenía la comida en la parte posterior de la lengua para eliminarla más tarde. Era experta en esconder la comida delante de nuestros ojos; en sus mangas, bolsillos, calcetines, zapatos, etc. Veía cómo mis ojos cambiaban momentáneamente y aprovechaba la oportunidad para esconder la comida. Su angustia era tan grande que empezó a tener pensamientos suicidas. La vigilábamos las 24 horas del día para asegurarnos de que no se hiciera daño.

Durante muchas semanas, las comidas duraban entre 1 y 4 horas de principio a fin.

Durante cada comida me sentaba junto a mi hija y la animaba a comer. Le pedía que cogiera el tenedor y empezara a comer. Le decía «Sé que puedes hacerlo», «Esto es lo que necesitas», «Estás a salvo, estoy aquí para ayudarte a terminar esta comida», «Comer no es negociable, sigamos ahora, etc.».

Nos asegurábamos de que comiera toda la comida, sin importar el tiempo que le llevara. Las comidas duraban muchas horas, pero veíamos cada bocado hasta el final. Al final se dio cuenta de que NUNCA íbamos a ceder en nuestras expectativas y de que no íbamos a permitir que no se comiera ninguna comida. Sí, estábamos agotados, pero nuestra determinación y repetición dieron sus frutos y finalmente se dio cuenta de que era menos cansado para ella comer que luchar contra nosotros. Éramos una fuerza fuerte y estábamos decididos a «recuperar a nuestra hija» y a salvar su vida.

Como padres, mantener la calma y el «control» durante la realimentación fue crucial (¡aunque nos sentíamos todo lo contrario!). Nuestra hija estaba muy asustada y nuestra respuesta tenía que ser calmada y tranquilizadora, por muy difícil que fuera. Necesitaba que la tranquilizáramos para poder seguir adelante.

Reflexionando, describiríamos el proceso de realimentación como «¡exorcizar al diablo!» Fue aterrador, pero absolutamente esencial para encaminar a nuestra hija hacia la recuperación de la anorexia nerviosa.

Escrito por la madre de una niña de 9 años con anorexia.

Otros comportamientos que tu hijo puede tener y que le impiden ganar peso

Conductas de purga

Los comportamientos de purga son los vómitos autoinducidos, el abuso de laxantes y/o abuso de diuréticos. Dada la angustia y el sentimiento de culpa que puede experimentar tu hija después de las comidas, puede adoptar conductas de purga. Este es su intento de deshacerse de las calorías que ha consumido y aliviar de la culpa.

Las conductas de purga tienen consecuencias perjudiciales para la salud a largo plazo, por lo que es aconsejable eliminar estas conductas lo antes posible. Los vómitos excesivos pueden causar daños en el revestimiento del esófago, provocar reflujo, erosión del esmalte dental, hemorragias gastrointestinales y desequilibrio electrolítico. El abuso de laxantes puede causar alteraciones electrolíticas, puede provocar el debilitamiento del suelo pélvico y prolapso rectal, e interferir en la absorción de nutrientes. Si tu hija tiene comportamientos de purga, deberás vigilarlo de cerca, en particular después de las comidas. Se suele recomendar el reposo en cama durante una hora después de las comidas.

Actividad física

Muchas adolescentes realizan una actividad física excesiva en un intento de gastar las calorías que han consumido. En la fase inicial de la realimentación es aconsejable suspender todo el ejercicio para determinar la cantidad de comida que necesita tu hija para ganar peso. No olvides que tu hija se verá impulsada a realizar ejercicio y tiene muy poca capacidad para detenerse.

Aparte de lo que normalmente se considera como ejercicio, hay muchas formas de ejercicio que tu hija realizará y de las que quizá no te des cuenta que son actividad física. A continuación, se presentan ejemplos de actividades que tu hija puede realizar:

- Tu hija prefiere estar de pie que sentada: estar de pie consume más energía que estar sentada – *haz que tu hija se siente.*

- Hiperactividad inquieta: sacudidas, andar de un lado a otro para realizar tareas, uso excesivo de las escaleras, tareas repetitivas innecesarias – *detén a tu hija si tiene estos comportamientos.*

- Ejercicios secretos: se realizan cuando el menor no está supervisado, por ejemplo, sentadillas en su habitación, flexiones o sentadillas en la ducha – *proporcionar una supervisión y un control adicionales.*

Temperatura corporal

Calentar o enfriar el cuerpo requiere energía. Las personas desnutridas suelen sentir frío debido a un equilibrio energético deficiente. Muchas adolescentes con anorexia intentan gastar calorías/energía exponiéndose a mucho frío a propósito (llevando ropa muy ligera, dejando las ventanas abiertas cuando hace frío, etc.) o calentándose excesivamente para inducir la sudoración (calentando su habitación y cubriéndose con una toalla: condiciones de sauna). Si sospechas de alguno de estos comportamientos, deberás asegurarte de que tu hija mantiene una temperatura corporal normal para ayudar a conservar la energía.

Recuerda que tienes que ir un paso por delante de la anorexia.

Unidad parental

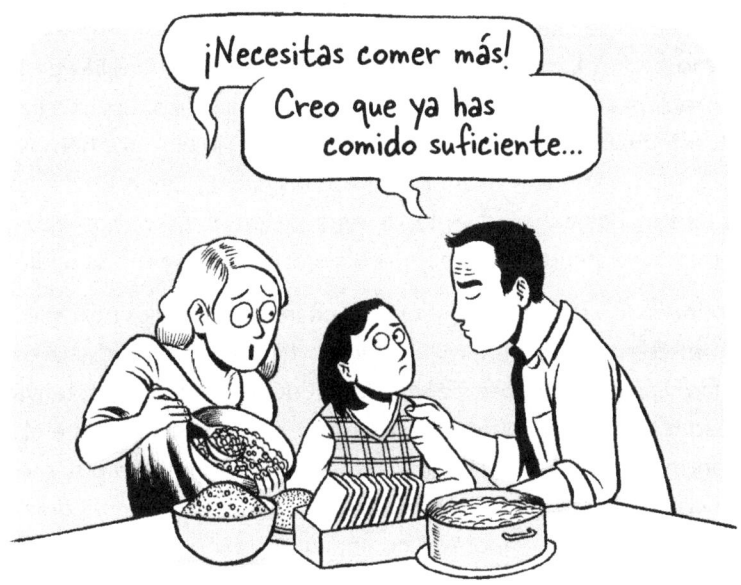

La unidad de los padres es probablemente la herramienta más importante para manejar a una adolescente con anorexia. La mejor oportunidad que tienes de vencer la enfermedad es presentar un frente unido contra la anorexia. Las decisiones deberán tomarse conjuntamente y ambos deberéis transmitir un mensaje coherente en relación con todos los aspectos de la realimentación, las expectativas de vuestra hija y su comportamiento; de lo contrario, la anorexia os dividirá a ambos y en última instancia, derrotará vuestros esfuerzos para que vuestra hija mejore.

La mejora de la autoridad de los padres es fundamental y uno de los factores de predicción más fuertes de la recuperación. El manual de FBT enfatiza que los padres *«necesitan estar en la misma página, en la misma línea y en la misma letra»*. Un ensayo de Ellison et al demostró que se conseguía un mayor aumento de peso cuando los padres estaban unidos y eran capaces de tomar el control.[11]

¿Por qué los padres luchan por trabajar juntos?

Los padres suelen abordar la función parental con puntos de vista muy diferentes sobre la crianza. Esto se debe a la experiencia personal de cada uno como padre. A medida que crecemos en nuestras familias de origen, interiorizamos un modelo de nuestros propios padres. Esto se llama el modelo interno de trabajo de la crianza. ¿Cuántos de nosotros hemos dicho *«Cuando sea padre, nunca les haré eso a mis hijos»* y luego, un día, cuando somos padres, nos damos cuenta, de repente, de que estamos actuando y haciendo exactamente lo mismo que hicieron nuestros propios padres?

Tener puntos de vista diferentes sobre la crianza de los hijos no suele ser un gran problema cuando una familia se desenvuelve sin problemas. La mayoría de las familias pueden acomodar los diferentes valores y expectativas que cada padre trae de su pasado. A veces, uno de los padres asume el papel de «blando» y el otro el de «duro». Los niños se adaptan rápidamente al estilo y las expectativas de cada progenitor. Sin embargo, cuando se trata de una adolescente con anorexia, cualquier desunión de los padres resulta desastrosa. La anorexia divide rápidamente a los padres lanzando improperios al progenitor más fuerte e intentando ganarse la simpatía o un aliado del progenitor más débil, lo que provoca la desunión parental.

Cuando se trata de una adolescente con anorexia, la crianza de los hijos se convierte repentinamente en algo extraño y los padres empiezan a dudar de sus propias capacidades como padres. Se sorprenden de que sus capacidades y estrategias parentales normales ya no parecen funcionar. La nueva crisis familiar provoca inestabilidad y deja a los padres sin saber qué y cómo manejar a su adolescente. La desunión y las críticas de los padres muestran inmediatamente su cara más «fea»cuando uno de ellos intenta gestionar una situación y fracasa. Esto puede dar lugar a que el otro progenitor se vuelva crítico con los esfuerzos de su pareja, sintiendo que conoce una forma mejor de gestionar la situación, sólo para fracasar también. Por desgracia, cuando esto ocurre, la anorexia es la única vencedora.

La exposición continua a la angustia de tu hija contribuye a la desunión. Una niña angustiado aumenta la ansiedad de los padres y les hace sentirse impotentes. Tu adolescente anoréxica, cuando se enfrente a la comida, te angustiará mucho, probablemente gritará y llorará, e inevitablemente te tocará la fibra sensible mientras lo ves sufrir. Cuando esto ocurre es normal que los padres se angustien y se sientan abrumados por una sensación de impotencia y confusión y puede convencerte de que reduzcas su alimentación. Tienes que ser consciente de si tu respuesta a tu hija está impulsada por tu propia ansiedad en respuesta a su angustia. Tendrás que superar tu propia ansiedad y mantenerte en la tarea para conseguir que tu hija mejore.

Los padres tienen que darse cuenta de que la realimentación de una adolescente desnutrida NO es una forma normal de crianza.

Es una prescripción para conseguir que tu hija esté sana y recupere su peso, por lo tanto, como prescripción, necesita ser administrada exactamente de la misma manera por ambos padres.

Una buena manera de que los padres piensen en esta afirmación es la siguiente: si un médico le diera a tu hija una receta para tomar un comprimido de antibiótico cada cuatro horas, probablemente así es como ambos administraríais la medicación. Ambos padres respetaríais la prescripción y la dosis. Sería ridículo pensar que uno de los padres cambiara la dosis a 2 comprimidos cuatro veces al día o que tal vez administrara la medicación de forma *ad hoc*. Si se puede pensar en la «realimentación» como una prescripción a la que **AMBOS** debéis adheriros y administrar según la prescripción.

Esto facilita mucho el trabajo conjunto, ya que los valores individuales no interferirán en la tarea.

Tu respuesta emocional a tu hijo/a

Hay cuatro formas emocionales en que los padres responden a su hija: apatía, simpatía, empatía y compasión.

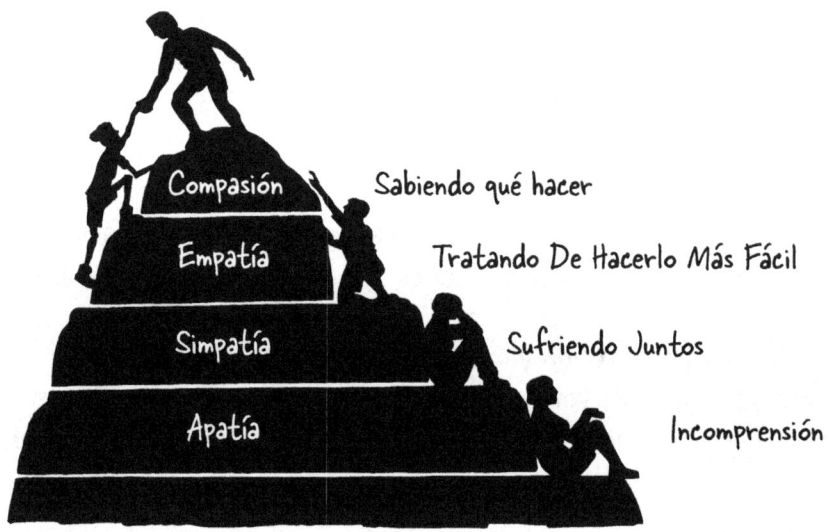

APATÍA

En el fondo está la apatía. La apatía significa que se está desconectado de lo que está sucediendo. Los padres suelen responder así cuando se esfuerzan por entender la anorexia y lo que le ocurre a su hija. La apatía es evidente cuando escuchas a los padres decir: *«¿Por qué no comen y ya está?»* o *«No puede ser tan difícil comer, simplemente son tercos».* El mensaje que le dan a su hija es *«No entiendo lo que te pasa. No estoy conectado con lo que sientes».*

SIMPATÍA

Los padres suelen tener mucha simpatía porque se preocupan por sus hijas, y verlos angustiados suele generar un exceso. Simpatía significa en realidad «sufrir juntos». Demasiada simpatía no hará que tu hija esté sana. El mensaje que se transmite con la simpatía es: *«Lo siento tanto por ti, y entiendo lo difícil que es para ti que no puedo hacértelo más difícil, así que no voy a insistir en que comas todo lo que necesitas. Simplemente me sentaré contigo y compartiré tu sufrimiento».* Si tu única respuesta es la simpatía, tanto tú como tu hija estaréis atascados.

EMPATÍA

Luego pasamos a la empatía. Cuando los padres son empáticos, pueden entender realmente lo difícil que es para su hija. Tu hija también sabe que tú entiendes lo difícil

que es para él, por lo que ambos os mantenéis conectados con esa comprensión compartida. Los padres empáticos se sienten tan identificados con el malestar de su hija que sólo quieren facilitarle la alimentación al máximo, por lo que aceptan darle de comer lo que le hace feliz, que suele ser comida ligera o lo que su hija llama «alimentos seguros». Aunque con mucha empatía se puede ver alguna mejora, tanto tú como tu hija estáis atascados. De nuevo, con demasiada empatía tu hija nunca alcanzará la recuperación total. La recuperación total significa una alimentación normalizada y saludable, y esto no ocurrirá si tu hija nunca se siente cómodo comiendo de todo, incluyendo los alimentos temidos que comía antes de la anorexia. Cuando eres demasiado empático, el mensaje que le das a tu hija es *«lo entiendo y te haré esto tan fácil como pueda a costa de la recuperación total».*

COMPASIÓN

Por último, está la compasión. Cuando se es compasivo, se comprende realmente la situación de tu hija. Entiendes realmente con qué está luchando tu hija, pero también entiendes que si no sacas a tu hija de esta situación nunca se recuperará y llevará una vida adolescente normal. Con compasión, estás decidido a mejorar las cosas para ella, por muy difícil que sea. El mensaje que le das es: *«Te comprendo y me siento contigo, pero voy a conseguir que te mejores. Voy a sacarte de ese lugar donde estás tan atascada».*

Dada la intensidad del tratamiento, oscilarás entre estas cuatro emociones, pero en última instancia, si quieres que tu hija mejore, tendrá que funcionar la mayor parte del tiempo (90–95 %) con compasión.

La compasión es fácil de dar a alguien que la quiere, pero recuerda que una parte de tu hija no quiere tu ayuda, quiere estar delgada y luchará para seguir estándolo; por lo tanto, tienes que seguir comprometido con tu tarea ante las muestras de ira de tu hija hacia ti. Prepárate para que tu hija no se rinda sin luchar y recuerda el dicho *«Unidos nos mantenemos, divididos caemos»*. Tu hija necesita que ambos estéis unidos.

Una buena manera de mantener el rumbo es desarrollar mantras que se puedan repetir internamente cuando te sientas frustrado y/o tengas ganas de ceder ante tu hija. A continuación, se ofrecen varios ejemplos:

- *Mi hija me necesita para superar esto.*
- *Vamos a superar cada comida, cada día. Está asustada y no puede tomar decisiones adecuadas.*
- *No es mi hija el que me dice eso, es la anorexia.*
- *Necesita comer para estar sana. Esta es la única manera de recuperar a mi hija.*
- *Necesita que le ayudemos. No puede luchar contra la anorexia por sí misma. La comida es lo único que le quita la angustia.*
- *Su comportamiento agresivo es un grito de auxilio.*
- *La anorexia la atormenta; sólo tengo que alimentarla.*

Es importante recordar que no hay que desanimarse cuando las cosas van mal, e inevitablemente hay ocasiones en las que, a pesar de tus esfuerzos, lo harán. Este es el momento en el que debes reforzar tu determinación y planificar cómo harás las cosas de forma diferente la próxima vez. A continuación, se presenta una rueda de resolución de problemas que muchos padres encuentran útil y que deberás utilizar con frecuencia, ya que promueve el apoyo y la comunicación entre los padres.

Rueda de solución de problemas

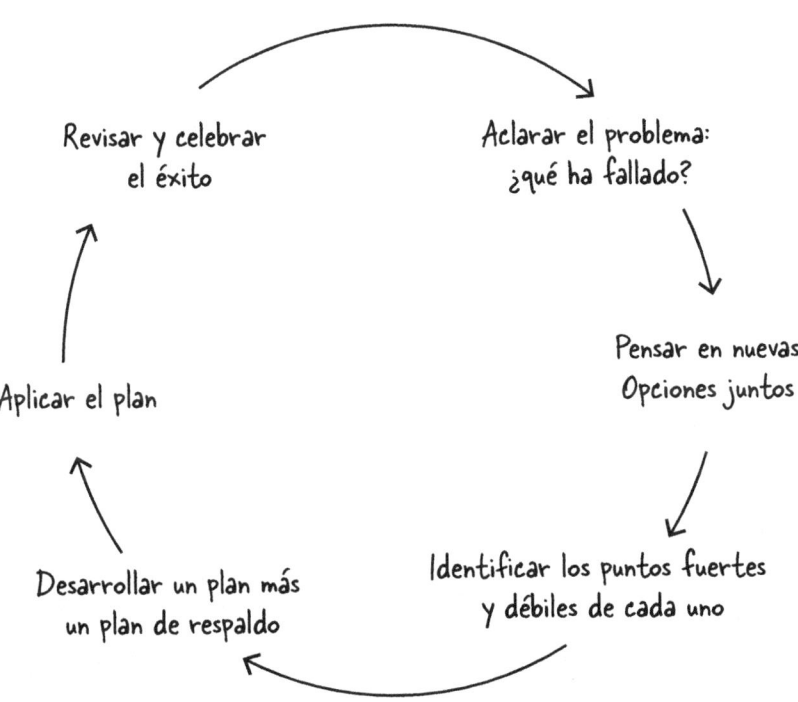

Revisar y celebrar el éxito

Aclarar el problema: ¿qué ha fallado?

Pensar en nuevas Opciones juntos

Aplicar el plan

Identificar los puntos fuertes y débiles de cada uno

Desarrollar un plan más un plan de respaldo

¿Cómo debo responder a mi hijo?

¿Qué hace que los niños y adolescentes se sientan seguros?

Una de las principales tareas de la crianza de los hijos es educarlos con seguridad. Para ello, los padres deben proporcionar un entorno coherente y seguro en el que los niños se sientan seguros para explorar y superar los límites, sabiendo que sus padres están disponibles si a veces fallan. Para que esto ocurra, los padres tienen que poner límites apropiados sobre lo que **es** y lo que **no es un** comportamiento aceptable. A esto se le llama crianza autorizada y afectuosa, en la que el niño confía en sus padres. Nada asusta más a un niño que sentirse fuera de control, agravado con el conocimiento de que sus padres también se sienten fuera de control.

La anorexia hace que tu hija se sienta totalmente fuera de control a pesar de su ilusión y sus manifestaciones de que tiene el control. Si tuvieran el control no comprometerían su salud hasta el punto en que lo hacen. Por desgracia, la anorexia también hace que los padres se sientan fuera de control.

Si los padres muestran signos de estar intimidados por la anorexia o por el comportamiento de su hija, la menor sentirá que no puede depender de sus padres y que éstos le han abandonado cuando más lo necesita. Por otra parte, el hecho de que te muestres intimidado por la anorexia también puede hacer que tu hija sienta que es todopoderoso y que, por lo tanto, es la única que puede mantenerse a salvo. Si tu hija no puede depender de ti para sentirse segura, sólo le queda la anorexia para depender de ella; por lo tanto, tu hija seguirá siendo gobernada por su anorexia. Esta autodependencia y dependencia de la anorexia también hará que tu hija se resista a buscar ayuda de otros.

Debes responder a tu hija con calma y sin críticas a pesar de las muestras de angustia y enfado. Tienes que demostrarle que tienes el control de la situación y que sabes lo que estás haciendo, a pesar de que internamente puedas sentirte igualmente angustiado e inseguro de lo que estás haciendo. Tu firme convicción de que estás haciendo lo correcto contendrá emocionalmente y hará que tu hija se sienta segura. Si los padres —las personas en las que ha confiado toda su vida— no pueden ayudarle, sentirá automáticamente que nadie puede hacerlo y, por lo tanto, estará insegura.

Ejercicio práctico que demuestra la sensación de contención – Cierra los ojos por un momento e imagina que estás en una habitación con un grupo de amigos y que hay un incendio en la habitación de al lado. Un bombero entra corriendo en tu habitación muy ansioso, estresado, agitando los brazos y gritando repetidamente que hay un incendio en la habitación de al lado que está fuera de control. Afirma que no están seguros de poder apagar el fuego y tampoco están seguros de poder sacar a todo el mundo de forma rápida y segura. A pesar de las mejores intenciones del bombero, su falta de confianza aumenta inmediatamente tu ansiedad y el miedo a que puedas morir, a que no puedas confiar en que te saquen a salvo. Las acciones del bombero también te harán dudar. Empiezas a cuestionarte si debes hacerles caso y si realmente saben lo que están haciendo.

Ahora imagina el mismo escenario, pero esta vez el bombero entra en tu habitación con mucha calma diciendo que hay un incendio en la habitación de al lado y que todo está bajo control, que el fuego se extinguirá en breve, que no hay nada de qué preocuparse y que si sigues sus instrucciones y mantienes la calma, os sacarán a todos a salvo. Este bombero te hará sentirte automáticamente protegido y seguro.

Tienes que responder a tu hija de forma similar: como el bombero tranquilo y confiado para que tu hija se sienta contenida y segura en la creencia de que le ayudarás y podrás hacerlo. El **mensaje para tu hija es que la mantendrás a salvo y no dejarás que le pase nada**.

Cuando trates con tu hija, si sientes que vas a perder el control y enfadarte, pon una excusa y aléjate para que tu pareja se haga cargo. Enfadarte con tu hija sólo le hará sentirse culpable. También envía un mensaje a la anorexia de que te está desgastando y ganando; por lo tanto, todo lo que la anorexia necesita es continuar el comportamiento para frustrarte lo suficiente como para convencerte de que te rindas.

A veces los padres se asustan o se angustian igualmente por las muestras de ira y angustia de su hija, y sienten que al presionar con la comida están haciendo que su hija se angustie más. Esta es la forma que tiene la anorexia de mantenerte distraído de lo que tienes que hacer. La única manera de aliviar la angustia de tu hija es conseguir que vuelva a tener un peso saludable, por lo que debes seguir con tu tarea y alimentarlo. Tu hija puede sentirse temporalmente feliz cuando no le haces comer más, pero internamente seguirá atormentada por su anorexia si sigue con un peso poco saludable y con una nutrición insuficiente para que su cuerpo funcione y apoye su desarrollo físico.

¿Cómo puedo gestionar la angustia de mi hijo?

Muchos padres luchan por comprender y gestionar la angustia de sus hijos. Ver a su hija descontrolada, llorando, gritando y extremadamente angustiada hace que los padres se sientan muy vulnerables, impotentes y tan angustiados como su hija.

La mayoría de las menores que padecen anorexia se sienten muy angustiadas por la cantidad de comida que deben ingerir y el consiguiente aumento de peso. Tanto la comida como el aumento de peso suelen hacer que la menor sienta que está perdiendo el control. Algunas adolescentes se sienten tan angustiadas que pueden autolesionarse, amenazar con el suicidio, intentar huir y volverse abusivas con sus padres. Debes recordar por qué tu hija está muy angustiada (consulta los factores expuestos en las páginas 14-17). Es de esperar que, a medida que tu hija se vaya renutriendo, estos comportamientos disminuyan. Desgraciadamente, para algunas adolescentes los pensamientos anoréxicos pueden durar un poco más, y para algunas adolescentes pueden tardar entre 12 y 18 meses en desaparecer por completo. Ten en cuenta que tu hija ha sufrido un «traumatismo cerebral», por lo que el cerebro necesita tiempo para recuperarse. Por ejemplo, si tu hija ha sufrido una grave fractura en la pierna, tardará un tiempo considerable en recuperar el uso completo de su pierna y volver a correr en competición.

Nancy Zucker describe elocuentemente las emociones como si fueran olas. La analogía de Nancy ayuda a los padres a comprender visualmente lo que le ocurre a su hijo cuando se angustia. También ayuda a los padres a ser conscientes de cómo escalan las emociones de su hijo a medida que suben la «ola emocional».[12]

Cuando tu hija se expone a lo que considera una situación inmanejable, aumenta su energía emocional. Cuanto más se acerque tu hija a la cresta desu ola emocional, mayor será la intensidad de su angustia. Por ejemplo, cuando tu hija se enfrenta a la comida, su angustia (energía emocional) empezará a subir. A medida que tu hija asciende en la onda emocional, la capacidad para pensar con claridad y recuperar el control emocional disminuye. Cuando tu hija haya alcanzado la cresta de su ola emocional, se encontrará en un estado de excitación emocional extrema y en este punto su miedo y sus emociones son tan intensos que no puede responder a la lógica o al razonamiento. A medida que tu hija sube la ola, cada nivel suele requerir una respuesta diferente.

Necesita tu ayuda para bajar de su ola emocional y volver a un estado más tranquilo. Tu tarea es aprender a calmar a tu hija y ayudarle a aprender habilidades para que pueda bajar de su ola emocional de forma segura.

Cuando tu hija está subiendo la ola, es el momento de intervenir con técnicas de distracción y autorelajación. En este momento, tu hija tiene cierta capacidad de concentración y posiblemente de autorregulación. Sin embargo, una vez en la cresta de la ola, la conversación y la lógica ya no funcionan, y lo mejor es proporcionarle algún consuelo físico, como un abrazo, y decirle que la mantendrás a salvo. Lo mejor es intervenir antes de que llegue a la cresta de la ola.

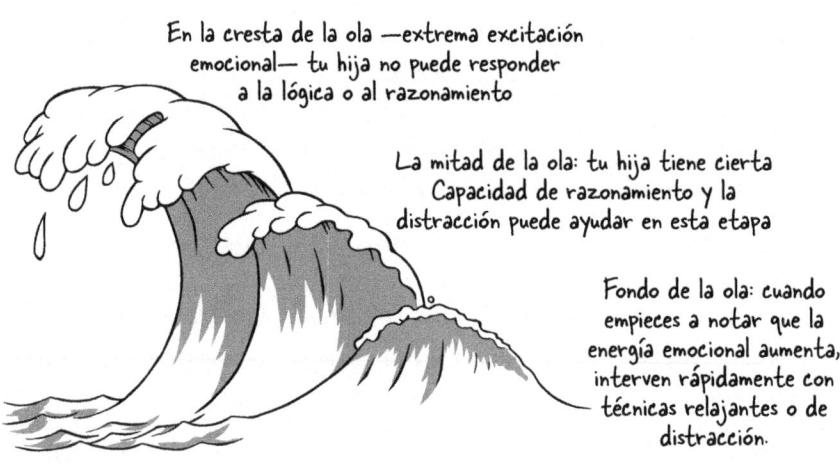

En la cresta de la ola —extrema excitación emocional— tu hija no puede responder a la lógica o al razonamiento

La mitad de la ola: tu hija tiene cierta Capacidad de razonamiento y la distracción puede ayudar en esta etapa

Fondo de la ola: cuando empieces a notar que la energía emocional aumenta, interven rápidamente con técnicas relajantes o de distracción.

¿Como consigo que mi hija se baje de la ola emocional?

La distracción es el proceso de pensar en algo con tanta intensidad que se pierde la concentración en el pensamiento/situación original que creó la angustia. La distracción también desvía temporalmente la atención de las emociones fuertes. Los padres utilizan técnicas de distracción cuando saben que su hija se enfrentará o se está enfrentando a una situación angustiosa. En el caso de las adolescentes que padecen anorexia nerviosa, las situaciones más angustiosas suelen tener que ver con la comida y la ingesta de alimentos, ya sea antes, después o durante el momento de la comida. Por lo tanto, la estrategia de distracción que decida debe coincidir con el momento en el que cree que la ansiedad de tu hija estará en su punto máximo.

· **Después de una comida** – La anorexia puede hacer que tu hija se sienta extremadamente culpable después de una comida, ya que puede estar inundado de pensamientos de auto-desprecio y pensamientos de fracaso debido a la pérdida de control. Cuando tu hija se encuentra en este estado, suele tener la tentación de purgar las calorías que ha consumido, ya sea vomitando o haciendo ejercicio. Después de las comidas es un buen momento para introducir actividades que les distraigan de estos pensamientos.

· **Antes de una comida** – Muchos adolescentes se angustian mucho antes de comer, ya que piensan en la cantidad y los alimentos que sus padres les harán comer. Sentirán que necesitan saber lo que sus padres están preparando y lo que van a poner en la comida. Es más fácil mantener a tu hija fuera de la cocina y probablemente sea un buen momento para utilizar técnicas tranquilizadoras y/o de distracción.

· **Durante la comida** – La comida también puede ser un momento difícil, por lo que es el momento de utilizar la distracción. Muchas familias se sientan juntas durante las comidas e intentan iniciar conversaciones sobre acontecimientos cotidianos no relacionados con la comida que distraigan a su hija; muchos permitirán a su adolescente ver sus programas de televisión favoritos, vídeos de YouTube o jugar a juegos mientras come como distracción.

Depende de ti conocer a tu enemigo: la anorexia. Tienes que saber cuándo la anorexia es más fuerte. ¿Es la comida de la mañana o la de la noche? Cuando la anorexia es más fuerte, hay que estar más preparado con estrategias y un plan para manejar la angustia de tu hija.

La angustia de tu hija no se limita a la comida, la alimentación y el aumento de peso, ya que habrá ocasiones a lo largo del tratamiento en las que tu hija se angustie en respuesta a pensamientos sobre su imagen corporal, especialmente cuando la ropa le aprieta más y/o ven su reflejo en el espejo. Aprende a leer esas situaciones rápidamente antes de que tu hija se suba demasiado a su ola emocional. Recuerda que cuanto más abajo estén en la ola, más fácil será que vuelvan a «bajar a la playa».

Los padres suelen conocer los gustos de sus hijas, por lo que cualquier estrategia de distracción que se utilice suele tener más éxito si se centra en los intereses de la menor.

A continuación, se presentan las estrategias que muchos padres han encontrado útiles. Puedes ser creativo e idear las tuyas propias, ya que nadie conoce a tu hija mejor que tú. Recuerda que la estrategia tiene que ayudar a tu hija a centrar totalmente su atención en la actividad que le presentas. Al principio del tratamiento, la estrategia no puede implicar un gran gasto de calorías; por lo tanto, las estrategias deben ser sedentarias. A medida que el menor gane peso, las actividades pueden ser más activas, como dar un pequeño paseo, etc. Sin embargo, debes ser guiado por su terapeuta de FBT en cuanto a cualquier ejercicio adicional.

Estrategias de distracción

- **Zentangle** – Es una forma de arte intrincada que requiere mucha concentración y a muchas adolescentes creativas les suele gustar esta técnica. Normalmente se le llama «yoga para la mente».

- **Libros para colorear/mandalas** – Suelen ser muy relajantes y consiguen alejar las preocupaciones centrándote en el «aquí y ahora».

- **TV y YouTube** – Son grandes distracciones, especialmente *«Los vídeos caseros más divertidos»* y *«Los vídeos más divertidos de gatos y animales».* Los vídeos de gatos son, de hecho, los más vistos de Youtube y son muy divertidos y distraen.

- **Manualidades** – Si tu hija es creativo y le gusta hacer cosas, sé creativo con ella.

- **Audiolibros** – Si tu hija era una ávida lectora, escuchar una de sus novelas favoritas mientras come, puede hacer que se olvide de la comida.

- **Juegos gratuitos en línea** – Rompecabezas, juegos, etc.

Estrategias de autorelajación

- Escuchar música relajante de meditación/zen. La aplicación PANDORA tiene una amplia gama de música relajante que puedes descargar gratis.

- Aplicaciones para respirar y calmarse - «SmilingMind», «FastCalm» (en inglés), «Guía para la meditación de Headspace» en Netflix.

- Meditaciones guiadas y visualización - Hay muchas aplicaciones o puedes guiar a tu hija.

Recuerda que la distracción tiene que ser interesante, absorbente, envolvente y fácil de mantener un período sostenido.

Reflexión de los padres sobre las técnicas de distracción durante la realimentación

Nuestro terapeuta de FBT introdujo a nuestra hija en el «Zentangle» o «yoga para la mente». Durante las comidas, nuestra hija creaba sus propios dibujos de Zentangle, lo que le ayudaba a superar muchas comidas difíciles. Eran creativos, requerían atención al detalle y, lo que es más importante, la calmaban. Los dibujos eran preciosos y ella estaba orgullosa de su obra.

Nuestra hija también descubrió un método de respiración para calmar su mente durante las horas de comida especialmente angustiosas. Imaginaba un «cuadrado» y, empezando por la parte inferior del cuadrado, inspiraba durante cuatro cuentas hasta la parte superior del cuadrado, mantenía la respiración durante cuatro cuentas a lo largo de la parte superior del cuadrado, espiraba durante cuatro cuentas desde la parte superior hasta la parte inferior del cuadrado, y luego mantenía la respiración durante cuatro cuentas para la cuenta final inferior «de derecha a izquierda». De este modo, se ralentizará su ritmo cardíaco y se aliviará un poco su ansiedad.

Después de las comidas, descubrimos que era importante distraer a nuestra hija de su angustia. A menudo salíamos a dar un paseo de 20 minutos juntos. Esto le daba a nuestra hija la oportunidad de hablar. O no. De cualquier manera, ya sea en silencio o conversando, generalmente se sentía más relajada y con los pies en la tierra después de un paseo.

Después de las comidas, jugábamos al tenis de mesa. No teníamos una mesa de ping- pong, así que lo siguiente que hicimos fue comprar palas, pelotas y una red portátil que se sujetaba a la mesa del comedor. Jugamos horas al ping-pong en familia y todos nos volvimos muy competitivos.

Además, invertimos en todas las temporadas de «Friends» en DVD y nuestra hija veía dos o tres episodios por noche después de la cena. Lo esperaba con impaciencia y era maravilloso verla reír de nuevo.

Durante los primeros días de la realimentación, decidimos que era el momento de tener un cachorro, no sólo para nuestra hija, sino también *para toda la familia. Nuestros hijos menores se vieron muy afectados por la montaña rusa emocional de la realimentación y nuestro precioso perro dio —y sigue dando— a nuestra hija y a sus hermanos mucho amor y consuelo. Nuestra hija dice a menudo que no sabe lo que habría hecho sin nuestro perro. El cachorro no nos acompañaba a la hora de comer.*

La anorexia nerviosa es una enfermedad compleja y a menudo sentíamos que estábamos aprendiendo «en la trinchera». En cada momento libre que teníamos, investigábamos sobre los trastornos alimentarios a través de libros, asistiendo a las reuniones de padres de la Asociación de TCA y buscando respuestas en línea a través del foro «F.E.A.S.T. Around the Dinner Table». También asistimos a una conferencia sobre trastornos alimentarios, que fue esclarecedora, informativa y nos dio la oportunidad de conectar con otras familias de enfermos. Sabíamos que era esencial obtener toda la información y los conocimientos posibles para ayudar a nuestra hija a recuperarse de su enfermedad.

Escrito por la madre de una niña de 14 años con anorexia.

Sencillos consejos para ayudar a tu hija a controlar su ansiedad

Las investigaciones actuales muestran que existe una importante asociación entre la ansiedad y los trastornos alimentarios. Un alto porcentaje de adolescentes con anorexia sufre de ansiedad en la infancia; esto es predictivo de síntomas más severos del trastorno de la alimentación.[13]

Se espera que los adolescentes con ansiedad premórbida continúen siendo muy ansiosos tras la recuperación del peso. Durante la anorexia, tu hija desarrollará muchos miedos y pensamientos irreales sobre la comida que exacerbarán cualquier ansiedad preexistente. Tu hija también se verá afectado por la «ansiedad anticipatoria», lo que significa que se pondrá muy ansiosa pensando en enfrentarse a la próxima comida que estás preparando, incluso antes de que la hayas presentado en la mesa.

En pocas palabras, la ansiedad es el resultado de los pensamientos que le convencen de que no podrá hacer frente a una determinada situación o acontecimiento.

Ejemplo: Pensamiento - *No me irá bien en el examen.*

Te preocupas y rumias ese pensamiento continuamente hasta que te convences de que vas a suspender a pesar de todos tus esfuerzos por estudiar para el examen. De hecho, construyes una imagen mental de que vas a fracasar. Al pensar constantemente en el pensamiento/resultado negativo lo «refuerzas» continuamente, y al reforzarlo, fortaleces una vía neuronal negativa.

Una buena manera de controlar esta ansiedad es sustituir la imagen/pensamiento negativo por afirmaciones positivas y crear una imagen positiva de obtener un sobresaliente en el examen. Tienes que repetir las afirmaciones positivas, los pensamientos y visualizar tu éxito tan a menudo como puedas a lo largo del día cuando estés tranquilo. Al final convencerás a tu cerebro de que vas a sacar un «Sobresaliente». En realidad, estás reprogramando tu cerebro creando nuevas vías y deshaciéndote de las vías negativas para así, reducir la ansiedad.

La necesidad de exposición

Una adolescente con anorexia y altos niveles de ansiedad suele desarrollar pensamientos y temores sobre ciertos alimentos que ha clasificado como «malos» junto con la preocupación sobre las consecuencias que estos alimentos tendrán en su cuerpo. La adolescente también puede desarrollar ansiedad por comer delante de otros o por salir a comer en público. Su constante preocupación por estos problemas sólo reforzará las creencias.

A pesar de la ansiedad de tu hija, tendrás que ayudarla a enfrentarse a estos miedos exponiéndola a lo que teme. Esto se llama terapia de exposición.

Por lo tanto, tendrás que hacer que tu hija coma los alimentos temidos y que coma en público y con otras personas. Si no expones a tu hija a lo que le produce ansiedad, nunca conseguirá una recuperación total.

Muchas de estas situaciones provocan ansiedad anticipatoria. Una buena manera de ayudar a tu hija a gestionar estas situaciones y su ansiedad es enseñarle ejercicios de respiración profunda.

Una buena estrategia es desarrollar puntos de «control» a lo largo del día. Para ello, pídele a tu hija que se siente cómodamente, que coloque las manos sobre su barriga, que cierre los ojos y que respire lenta y profundamente hasta el fondo de su estómago y que sienta la subida y bajada de su barriga mientras se concentra en su respiración.

También se les pide que se visualicen a sí mismas estando tranquilas y presentes. Deberán hacer esto durante dos minutos 10-12 veces al día. Los controles también pueden ser útiles antes y después de las comidas. Este ejercicio puede realizarse conjuntamente o tú puedes guiarle durante el ejercicio. La repetición constante de los controles tiene como objetivo enseñar a tu hija a autorregularse. Muchos padres también encuentran este ejercicio útil para reducir su propio estrés y ansiedad en relación con la realimentación.

REFERENCIAS

1   Lock J & LeGrange D., *Treatment Manual for Anorexia Nervosa – A Family Based Approach*, Second Ed. 2013, Guilford Press, NY, London. Lock J & LeGrange D., Treatment Manual for Anorexia Nervosa – A Family Based Approach, Second Ed. 2013, Guilford Press, NY, London.

2   Doyle P, LeGrange D, Loeb K, Doyle A, Crosby R, Early response to Family-Based Treatment for adolescent Anorexia Nervosa, 2009, *Int J Eating Disorders*, 43(7):659-62.

3   Lock J, Agras WS, Bryson S, Kraemer HC, 2005: Comparison of short and long-term family therapy for adolescent anorexia nervosa, *J AM Acad Child & Adolescent Psychiatry*, 44:632-639.

4   Lock J, 2015: An Update on Evidence-Based Psychosocial Treatments for Eating Disorders in Children and Adolescents, *Journal of Clinical Child & Adolescent Psychology*, DOI: 10.1080/15374416.2014.971458.

5   Lask B, & Frampton I, *Eating Disorders & the Brain*, 2011, Pub Wiley-Blackwell.

6   Nunn K, Hanstock T, & Lask B, *The Who's Who of the Brain*, 2008, Jessica Kingsley Pub. London & Philadelphia.

7   Nunn K, Frampton I, Gordon I, Lask B, 2008: The Fault is not in her parents but in her insula – a neurobiological hypothesis of anorexia. *Eur Eat Disord Rev*, 16(5):355-60.

8   Kleiman S, Carroll I, Tarantino L, Bulik C, 2015: Gut Feelings: A role for the intestinal microbiota in anorexia nervosa? *Int J Eating Disorders*, 48:449-451.

9   White H, Haycraft E, Madden S, Rhodes P, Miskovic-Wheatley J, Wallis A, Kohn M, Meyer C, 2014: How do parents of adolescent patients with anorexia nervosa interact with their child at mealtimes? *Int J Eating Disorders*, 48(1):72-80.

10 Schebendach JE, Mayer LE, Devlin MJ, Attia E, Contento IR, Wolf RL, Walsh T., 2011, Food choice and diet variety in weight-restored patients with anorexia nervosa. *J Am Diet Assoc*. 111:732-736.

11 Ellison R, Rhodes P, Madden S, Miskovic J, Wallis A, Billie A, Kohn M, Touyz S, 2012: Do the components of manualised family-based treatment for anorexia nervosa predict weight gain? *Int J Eating Disorders*, 45:609-614

12   Zucker N, 2008, Off the Cuff - A Parent Skills Book for the Management of
        Disordered Eating. Duke University Medical Centre.

13   Kaye W, Wierenga CE, Bailer UF, Simmons AN, Bischoff-Grethe A., 2013, Nothing
        Tastes as Good as Skinny Feels: The Neurobiology of Anorexia Nervosa. *Trends in
        Neuroscience*, 36(2).

* Estimaciones de prevalencia de anorexia obtenidas de la página web Eating
Disorders Victoria (eatingdisorders.org.au)

Made in the USA
Las Vegas, NV
13 July 2022

51490957R00046